ENTZÜNDUNGS-HEMMENDE *Ernährung* XXL

Haftungsausschluss für das Kochbuch
Dieses Kochbuch bietet eine Sammlung von Rezepten, Techniken und persönlichen Tipps des Autors. Es dient als Inspirationsquelle und Anleitung für Hobbyköche und Küchenbegeisterte. Der Autor hat sich bemüht, die Rezepte und Anleitungen so genau und verständlich wie möglich zu gestalten. Dennoch kann keine Garantie dafür übernommen werden, dass die Ergebnisse der Leserinnen und Leser identisch mit den im Buch präsentierten Darstellungen sein werden. Jeder Kochvorgang ist von verschiedenen Faktoren wie Zutatenqualität, Küchengeräten und individuellen Fähigkeiten abhängig. Bitte beachten Sie, dass das Kochen auch mit potenziellen Gefahren wie Hitze, scharfen Gegenständen und anderen Küchenrisiken verbunden ist. Der Autor haftet nicht für Schäden oder Verletzungen, die aus der Nutzung der in diesem Buch enthaltenen Informationen entstehen könnten.

INHALTSVERZEICHNIS

Herzlichen Dank für Ihr Vertrauen!

Wir haben bei der Erstellung und Formatierung dieses Rezeptbuches besonders viel Sorgfalt walten lassen, um Ihnen ein außergewöhnliches Erlebnis zu bieten. Trotzdem sind wir uns bewusst, dass selbst die gründlichste Überprüfung Fehler übersehen kann. Sollten Sie also auf irgendwelche Unannehmlichkeiten oder grammatikalische Fehler stoßen, bitten wir Sie herzlich, uns dies per E-Mail an redaktion.julianbecker@gmail.com mitzuteilen. Ihre Mitarbeit ist von unschätzbarem Wert und als Dankeschön dafür möchten wir Ihnen gerne einen exklusiven Bonus anbieten, der es Ihnen ermöglicht, die neuen Versionen unserer Bücher kostenlos herunterzuladen.

Wir möchten uns bei Ihnen noch Mal für Ihr Vertrauen und Ihren wertvollen Beitrag bedanken. Es ist unser Bestreben, Ihnen stets das Beste zu bieten, und wir sind dankbar für die Gelegenheit, uns dank Ihrer Hilfe weiterzuentwickeln.

Julian Becker

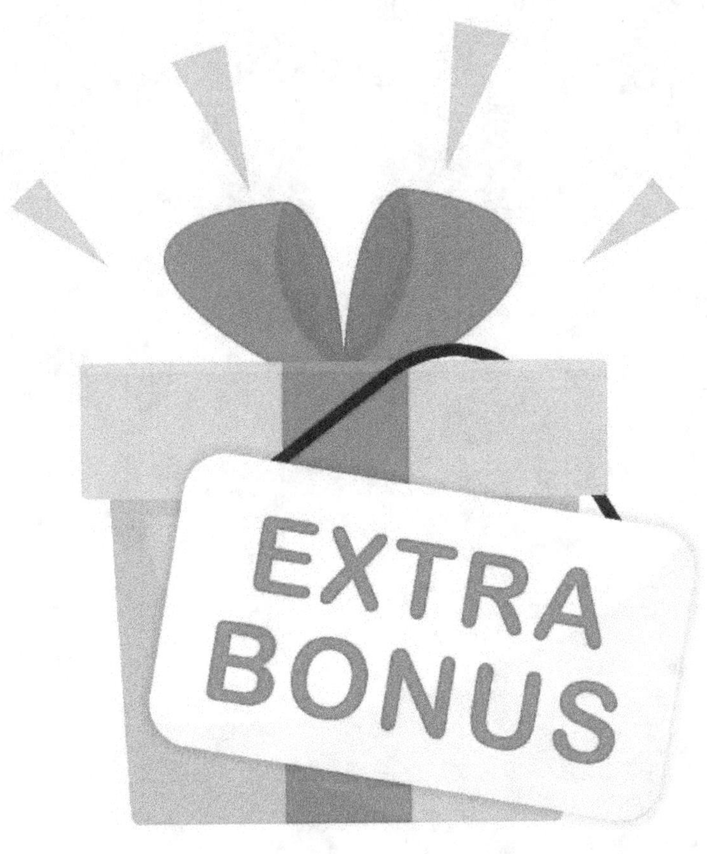

Um Zugang zum <u>Exklusiven Bonus</u> des fantastischen **Intelligenten und Interaktiven** Speiseplan zu erhalten, müssen Sie lediglich den QR-Code mit Ihrem Smartphone scannen, den Sie auf den letzten Seiten des Rezeptbuchs finden, um kostenlosen Zugriff auf den Download zu erhalten.

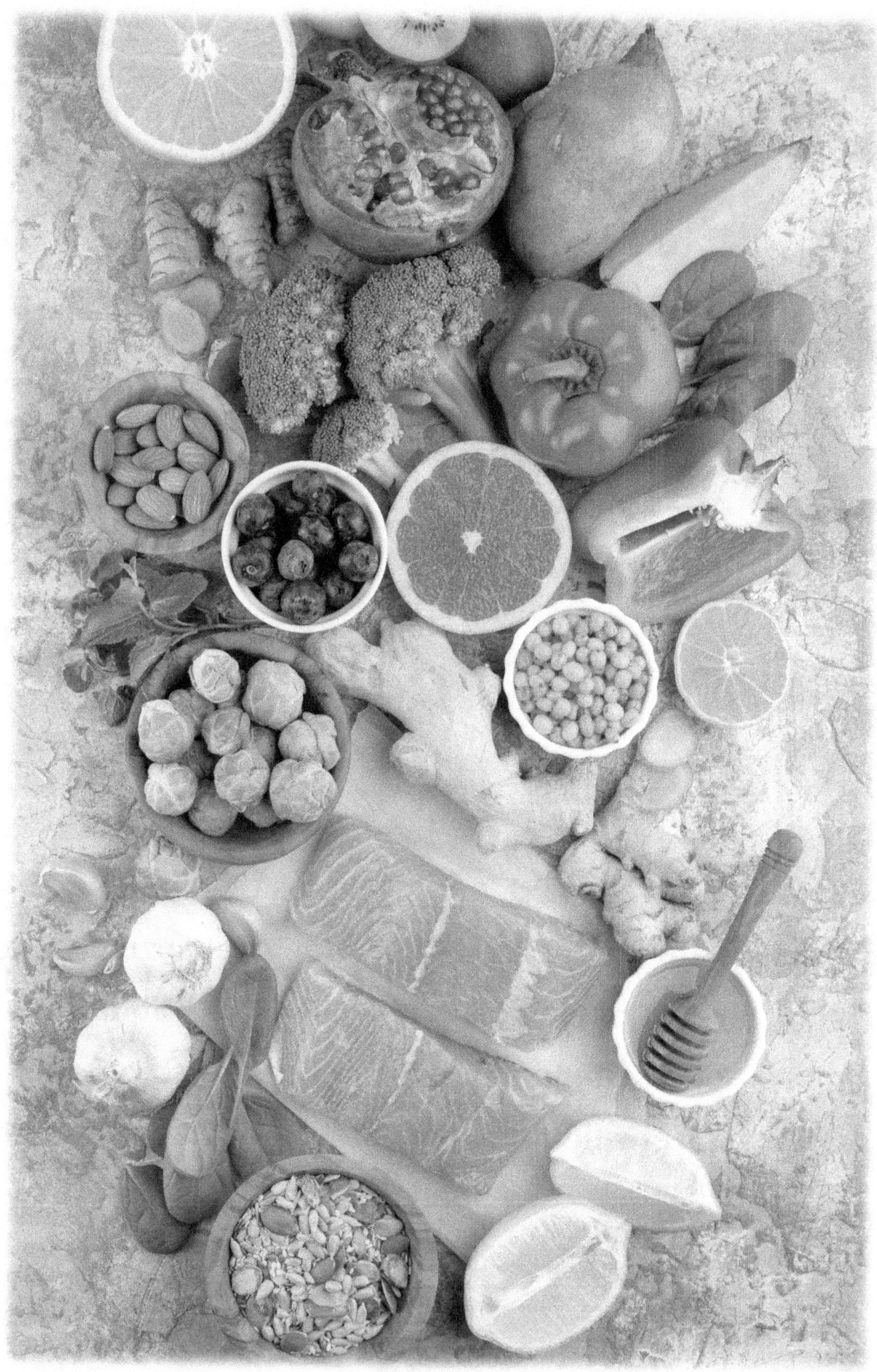

Befreien Sie sich von Entzündungen

Willkommen in der Welt der entzündungshemmenden Ernährung!
In diesem Kochbuch werden wir die Prinzipien, Vorteile und köstlichen Rezepte des kraftvollen Ernährungsplans erkunden. Die entzündungshemmende Ernährung konzentriert sich auf den Verzehr von Lebensmitteln, die Entzündungen im Körper reduzieren und zu einer verbesserten Gesundheit und Wohlbefinden führen. Durch die Integration dieser entzündungshemmenden Lebensmittel in Ihre täglichen Mahlzeiten können Sie Ihr Immunsystem stärken, das Risiko chronischer Krankheiten reduzieren und insgesamt Ihre Vitalität fördern.

Entzündung: Ein Überblick
Das Körpergewebe wird vor Infektionen und Verletzungen durch Entzündungen, einer natürlichen Reaktion des Immunsystems, geschützt. Wenn jedoch Entzündungen chronisch werden und über längere Zeit anhalten, können sie zu verschiedenen Gesundheitsproblemen führen, einschließlich Herzerkrankungen, Arthritis, Diabetes und sogar bestimmten Krebsarten.

Die Kraft entzündungshemmender Lebensmittel
Studien zufolge können die Entzündungsreaktionen des Körpers durch unsere Ernährung moduliert werden. Bestimmte Lebensmittel besitzen starke entzündungshemmende Eigenschaften, die dazu beitragen, den Effekten chronischer Entzündungen entgegenzuwirken und optimale Gesundheit zu fördern.

Dieses Kochbuch wird Sie auf eine Reise führen, um die besten entzündungshemmenden Lebensmittel zu entdecken, hilfreiche Tipps zum Vermeiden von pro-entzündlichen Lebensmitteln zu geben und Anleitung beim Einkauf der richtigen Zutaten zu bieten. Mit einer Vielzahl von schmackhaften und nahrhaften Rezepten können Sie diese entzündungshemmenden Lebensmittel problemlos in Ihren Alltag integrieren.
Ob Sie bereits mit entzündungsbedingten Gesundheitsproblemen zu kämpfen haben oder einfach Ihr allgemeines Wohlbefinden verbessern möchten, die entzündungshemmende Ernährung kann ein wertvolles Werkzeug auf Ihrem Weg zum Wohlbefinden sein. Also, tauchen wir ein und erkunden die aufregende Welt köstlicher, heilender Lebensmittel, die Ihren Körper nähren, Entzündungen reduzieren und Sie auf Ihrem Weg zu einem gesünderen Leben unterstützen werden. Machen Sie sich bereit, die Aromen zu genießen und Ihre Gesundheit mit der unglaublichen entzündungshemmenden Ernährung zu stärken!

Die Geschichte der entzündungshemmenden Ernährung

Die Enthüllung des Einflusses der Ernährung auf Entzündungen
Die Geschichte der entzündungshemmenden Ernährung reicht zurück bis in die antiken Zivilisationen, die eine tiefgreifende Verbindung zwischen Nahrung und Gesundheit erkannten. In der traditionellen chinesischen Medizin, im Ayurveda und anderen ganzheitlichen Heilpraktiken war die Bedeutung von Ernährungsentscheidungen für das allgemeine Wohlbefinden bekannt.

Doch erst in den letzten Jahrzehnten hat die wissenschaftliche Forschung den Einfluss bestimmter Lebensmittel auf Entzündungsreaktionen im Körper aufgeklärt. Entzündungen, ein natürlicher Abwehrmechanismus des Immunsystems, können chronisch und schädlich werden, wenn sie durch Faktoren wie schlechte Ernährung, Stress, Bewegungsmangel, Giftstoffbelastung und bestimmte Krankheitszustände ausgelöst werden.

Pioniere der entzündungshemmenden Ernährung

In den 1980er Jahren entwickelte Dr. Barry Sears die Zonen-Diät, die sich auf die Balance von Makronährstoffen konzentrierte, um den Blutzuckerspiegel zu stabilisieren und Entzündungen zu reduzieren. Zur gleichen Zeit führte Dr. Andrew Weil das Konzept einer entzündungshemmenden Ernährung als Möglichkeit ein, chronischen Krankheiten entgegenzuwirken und die allgemeine Gesundheit zu fördern. Beide Ansätze betonten den Verzehr von ganzen, nährstoffreichen Lebensmitteln und die Begrenzung von verarbeiteten, zucker- und fettreichen Optionen.

Der Einfluss entzündungshemmender Lebensmittel

Im Laufe der Jahre haben zahlreiche Studien den Einfluss der Ernährung auf Entzündungen und deren Zusammenhang mit verschiedenen Gesundheitszuständen bestätigt. Forscher haben spezifische Nährstoffe und Verbindungen in bestimmten Lebensmitteln identifiziert, die entzündungshemmende Eigenschaften besitzen. Zu diesen Verbindungen gehören Antioxidantien, sekundäre Pflanzenstoffe, Omega-3-Fettsäuren und Ballaststoffe.

Heutzutage wird die entzündungshemmende Ernährung weitgehend als ganzheitlicher Ansatz zur Förderung des Wohlbefindens anerkannt. Sie ergänzt medizinische Behandlungen und fördert präventive Gesundheitsmaßnahmen. In ihrer Ernährung legt sie Wert auf Obst, Gemüse, Vollkornprodukte, mageres Eiweiß, gesunde Fette sowie entzündungshemmende Kräuter und Gewürze.

Das Schöne an einer entzündungshemmenden Ernährung ist ihre Flexibilität und Vielfalt. Sie ermöglicht eine Personalisierung basierend auf individuellen Bedürfnissen und Vorlieben und berücksichtigt verschiedene Ernährungsbeschränkungen und kulturelle kulinarische Traditionen. Mit der Fülle an Forschung und dem wachsenden Interesse an natürlichen Heilmethoden entwickelt sich die entzündungshemmende Ernährung ständig weiter, wobei ständig neue Erkenntnisse und innovative Rezepte entstehen.

Durch die Annahme eines entzündungshemmenden Ernährungsmusters können Menschen eine aktive Rolle in ihrer Gesundheit übernehmen, die Kraft der Nahrung als Medizin nutzen und die transformative Wirkung der Verringerung von Entzündungen im Körper erleben. Die Geschichte der entzündungshemmenden Ernährung ist eine fortlaufende Entdeckungsreise, die uns alle dazu einlädt, bewusste, nahrhafte Entscheidungen zu treffen, die unser Wohlbefinden und unsere Vitalität unterstützen.

Die besten entzündungshemmenden Lebensmittel

Wenn es um die besten entzündungshemmenden Lebensmittel geht, gibt es mehrere nährstoffreiche Optionen, die helfen können, Entzündungen im Körper zu reduzieren. Zu den Ernährungstipps zur Reduzierung von Entzündungen gehören diese Lebensmittel:

Fettreicher Fisch - Omega-3-Fettsäuren kommen in Fischen wie Lachs, Makrele, Sardinen und Forelle vor. Entzündungshemmende Eigenschaften und die Herzgesundheit werden durch diese gesunden

Fette gefördert. Versuchen Sie, fettreichen Fisch mindestens zweimal pro Woche in Ihre Mahlzeiten einzubauen.

Beeren - Beeren wie Heidelbeeren, Erdbeeren, Himbeeren und Kirschen sind voller Antioxidantien und Phytochemikalien. Diese Verbindungen haben entzündungshemmende Eigenschaften, und oxidativer Stress wird dadurch verhindert. Fügen Sie eine Handvoll Beeren zu Ihrem Frühstück, Snacks oder Salaten hinzu, um einen köstlichen entzündungshemmenden Schub zu erhalten.

Grünblättrige Gemüse - Im Hinblick auf Vitamine, Mineralien und Antioxidantien sind dunkle Blattgemüse wie Spinat und Grünkohl eine ausgezeichnete Wahl. Sie enthalten auch hohe Mengen an Ballaststoffen, die mit einer Verringerung von Entzündungen in Verbindung gebracht wurden. Fügen Sie eine Vielzahl von Blattgemüsen zu Ihren Salaten, Smoothies, Pfannengerichten oder Suppen hinzu.

Kurkuma - Kurkuma ist eine leuchtend gelbe Gewürzpflanze, die häufig in Currygerichten verwendet wird. Es enthält eine entzündungshemmende Verbindung namens Curcumin. Integrieren Sie Kurkuma in Ihre Küche, indem Sie es zu Currys, geröstetem Gemüse oder goldenen Milchgetränken hinzufügen.

Olivenöl extra vergine - Einfach ungesättigte Fette und Antioxidantien sind in nativem Olivenöl extra enthalten. Es konnte gezeigt werden, dass es Entzündungsmarker im Körper senkt und vor chronischen Krankheiten schützt. Wenn Sie Gemüse oder Salate kochen oder anrichten, verwenden Sie natives Olivenöl extra.

Nüsse und Samen - Gesunde Fette, Ballaststoffe und Antioxidantien finden sich in Mandeln, Walnüssen, Leinsamen und Chiasamen. Entzündungen werden reduziert und die Herzgesundheit gefördert. Genießen Sie eine Handvoll Nüsse oder Samen als Snack oder streuen Sie sie über Salate, Joghurt oder Haferflocken.

Vollkornprodukte - Vollkornprodukte wie brauner Reis, Quinoa, Haferflocken und Vollkornbrot sind reich an Ballaststoffen und anderen Nährstoffen. Sie haben einen niedrigeren glykämischen Index im Vergleich zu raffinierten Getreideprodukten, was bedeutet, dass sie einen weniger ausgeprägten Einfluss auf den Blutzuckerspiegel und Entzündungen haben. Wählen Sie Vollkornprodukte als Ihre Kohlenhydratquelle in Mahlzeiten aus.

Ingwer und Knoblauch - Ingwer und Knoblauch sind beide für ihre entzündungshemmenden und immunstärkenden Eigenschaften bekannt. Sie können verwendet werden, um verschiedenen Gerichten, einschließlich Pfannengerichten, Suppen, Marinaden und Dressings, Geschmack zu verleihen.

Der natürliche Heilungsprozess Ihres Körpers wird unterstützt, wenn Sie diese entzündungshemmenden Lebensmittel während Ihrer Mahlzeiten zu sich nehmen. Denken Sie daran, sie mit einer ausgewogenen Ernährung, regelmäßiger Bewegung, Stressbewältigung und ausreichendem Schlaf zu kombinieren, um optimale Gesundheitsvorteile zu erzielen.

Verbotene Lebensmittel bei entzündungshemmender Diät

Wenn Sie eine entzündungshemmende Ernährung befolgen, ist es wichtig, sich bewusst zu sein, dass bestimmte Lebensmittel Entzündungen im Körper fördern können. Hier sind einige häufige Übeltäter, die Sie in Ihrer Ernährung vermeiden oder reduzieren sollten:

Verarbeitete Lebensmittel

Stark verarbeitete Lebensmittel enthalten oft hohe Mengen an ungesunden Fetten, raffiniertem Zucker und künstlichen Zusatzstoffen. Diese Zusatzstoffe und ungesunden Fette können im Körper Entzündungen auslösen. Beispiele für verarbeitete Lebensmittel, die Sie einschränken sollten, sind Fast Food, verpackte Snacks, zuckerhaltige Müslis und Fertiggerichte.

Raffinierte Getreide

Lebensmittel, die aus raffiniertem Getreide hergestellt sind, wie weißes Brot, weißer Reis und Pasta, wurden so verarbeitet, dass Ballaststoffe und Nährstoffe entfernt wurden. Dadurch entsteht eine höhere glykämische Last, die Entzündungen fördern kann. Entscheiden Sie sich stattdessen für Vollkornprodukte wie Vollkornbrot, braunen Reis, Quinoa und Haferflocken.

Zusätzlicher Zucker

Lebensmittel und Getränke, die viel zugesetzten Zucker enthalten, können zu Entzündungen und verschiedenen Gesundheitsproblemen beitragen. Dazu gehören Limonade, gesüßte Getränke, Süßigkeiten, Gebäck und Desserts. Achten Sie auf Lebensmittelkennzeichnungen und greifen Sie bei Bedarf auf natürliche Süßungsmittel wie Honig oder Früchte zurück, um Ihren Süßigkeitenbedarf zu decken.

Transfette

Transfette sind künstliche Fette, die häufig in verarbeiteten Lebensmitteln, frittierten Lebensmitteln, Margarine und einigen verpackten Snacks vorkommen.
Herzerkrankungen werden durch sie wahrscheinlicher, da sie Entzündungen fördern. Lesen Sie Lebensmittelkennzeichnungen und meiden Sie Produkte, die teilweise gehärtete Öle enthalten.

Rotes und verarbeitetes Fleisch

Während mageres, unverarbeitetes Fleisch Teil einer gesunden Ernährung sein kann, wurde übermäßiger Konsum von rotem Fleisch und verarbeitetem Fleisch wie Speck, Wurst und Hot Dogs mit Entzündungen und einem erhöhten Krankheitsrisiko in Verbindung gebracht. Wählen Sie magerere Proteinquellen wie Geflügel, Fisch, Hülsenfrüchte oder pflanzliche Proteinoptionen.

Pflanzenöl

Der Gehalt an Omega-6-Fettsäuren ist in Maisöl, Sojaöl und Sonnenblumenöl hoch. Während Omega-6-Fettsäuren essentiell sind, kann ein übermäßiger Verzehr dieser Fette im Verhältnis zu Omega-3-Fettsäuren Entzündungen fördern. Entscheiden Sie sich für gesündere Alternativen wie natives Olivenöl, Avocadoöl oder Kokosöl.

Alkohol

Ein übermäßiger Alkoholkonsum kann zu erhöhten Entzündungen im Körper führen. Vermeiden Sie Alkohol nach Möglichkeit ganz oder schränken Sie Ihren Konsum ein. Es ist wichtig, Alkohol in Maßen zu trinken und gesündere Getränke wie Rotwein zu wählen, der Antioxidantien enthält, die bei maßvollem Genuss von Vorteil sind.
Indem Sie sich dieser entzündungsfördernden Lebensmittel bewusst sind und gesündere Entscheidungen treffen, können Sie die natürlichen entzündungshemmenden Prozesse Ihres Körpers besser unterstützen und insgesamt Ihr Wohlbefinden fördern. Denken Sie daran, es geht um Balance und um nachhaltige, langfristige Veränderungen Ihrer Essgewohnheiten.

Entzündungshemmende Lebensmittel einkaufen

Wie man die richtigen entzündungshemmenden Lebensmittel kauft

Wenn es darum geht, die richtigen entzündungshemmenden Lebensmittel zu kaufen, ist es wichtig, auf die Qualität und den Nährstoffgehalt der Lebensmittel zu achten, die Sie auswählen. Hier sind einige Tipps, die Ihnen helfen, informierte Entscheidungen beim Kauf von entzündungshemmenden Lebensmitteln zu treffen:

Lesen Sie die Lebensmitteletiketten

Nehmen Sie sich die Zeit, die Informationen auf den Lebensmitteletiketten zu lesen und zu verstehen. Achten Sie auf Zusatzstoffe, Konservierungsmittel, zugesetzten Zucker und ungesunde Fette. Wählen Sie Produkte mit minimaler Verarbeitung und erkennbaren, vollwertigen Zutaten.

Wählen Sie Bio-Produkte

Entscheiden Sie sich, wenn möglich, für Bio-Produkte. Bio-Obst, Bio-Gemüse und Bio-Fleisch werden ohne den Einsatz von synthetischen Pestiziden, Herbiziden und gentechnisch veränderten Organismen (GVO) angebaut. Die Wahl von Bio-Produkten reduziert Ihre Exposition gegenüber potenziell schädlichen Chemikalien.

Setzen Sie den Fokus auf farbenfrohes Obst und Gemüse

Lebendiges, farbenfrohes Obst und Gemüse ist oft reich an Antioxidantien und Phytochemikalien, die starke entzündungshemmende Eigenschaften besitzen. Nehmen Sie eine gesunde und bunte Mischung in Ihren Einkaufswagen auf, wie Beeren, grünes Blattgemüse, Paprika und Zitrusfrüchte.

Priorisieren Sie frisches und saisonales Obst und Gemüse

Frisches, lokal bezogenes Obst und Gemüse ist oft geschmacklich und in Bezug auf den Nährwert am besten. Lokal angebautes, saisonales Obst und Gemüse finden Sie auf Bauernmärkten oder im Rahmen von Community Supported Agriculture (CSA)-Programmen.

Kaufen Sie vorrangig im äußeren Bereich des Supermarkts ein

Wenn Sie im Supermarkt einkaufen, konzentrieren Sie sich darauf, vor allem im äußeren Bereich einzukaufen. Dort finden Sie frisches Obst, mageres Fleisch und Vollwertkost. Die inneren Gänge enthalten oft mehr verarbeitete Produkte. Füllen Sie Ihren Einkaufswagen mit Artikeln aus dem äußeren Bereich, um eine nährstoffreiche Auswahl an entzündungshemmenden Lebensmitteln zu treffen.

Betrachten Sie gefrorene und konservierte Optionen

Während frisches Obst und Gemüse ideal sind, sollten Sie die Vorteile von gefrorenen oder konservierten Optionen nicht übersehen. Gefrorenes Obst und Gemüse wird oft bei optimaler Frische schockgefroren und behält dadurch seinen Nährwert. Konservierte Optionen wie Bohnen und Tomaten können praktisch und nährstoffreich sein, achten Sie jedoch darauf, solche ohne zugesetzten Zucker oder überschüssiges Natrium zu wählen.

Wählen Sie gesunde Fette

Beim Kauf von Ölen und Aufstrichen sollten Sie auf gesunde Fette achten. Es gibt viele Arten von nativem Olivenöl extra, darunter Avocadoöl, Kokosnussöl und natives Olivenöl extra. Suchen Sie nach natürlichen Nussbuttervarianten ohne zugesetzten Zucker oder gehärtete Öle.

Minimieren Sie verarbeitete und verpackte Lebensmittel
Verarbeitete und verpackte Lebensmittel enthalten oft hohe Mengen an ungesunden Fetten, zugesetztem Zucker und Natrium. Minimieren Sie Ihren Konsum dieser Lebensmittel, da sie Entzündungen im Körper fördern können. Konzentrieren Sie sich wann immer möglich auf vollwertige, frische Lebensmittel.

Proteinalternativen sollten in Betracht gezogen warden
Als pflanzliche Proteinquellen können Sie auch Tofu, Tempeh, Quinoa und Hülsenfrüchte essen. Diese Optionen liefern essentielle Nährstoffe und können eine großartige Ergänzung zu einer entzündungshemmenden Ernährung sein.

Achten Sie auf Allergien und Unverträglichkeiten
Bedenken Sie bei Ihrem Einkauf mögliche Allergien oder Unverträglichkeiten gegenüber bestimmten Lebensmitteln. Wenn Sie spezifische diätetische Einschränkungen oder Erkrankungen haben, konsultieren Sie einen Fachmann im Gesundheitswesen oder einen registrierten Ernährungsberater, um sicherzustellen, dass Sie geeignete Entscheidungen treffen.

Denken Sie daran, der Aufbau eines entzündungshemmenden Vorratsschrankes beginnt mit klugen Entscheidungen beim Lebensmitteleinkauf. Durch die Auswahl hochwertiger, nährstoffreicher Lebensmittel sind Sie auf dem besten Weg, köstliche, entzündungshemmende Mahlzeiten zuzubereiten, die Ihre Gesundheit und Ihr Wohlbefinden unterstützen.

Einkaufsliste

Gemüse
Blattgemüse (Spinat, Grünkohl, Mangold)
Bunte Früchte (Beeren, Orangen, Äpfel)
Kreuzblütlergemüse (Brokkoli, Blumenkohl, Rosenkohl)
Avocados
Tomaten
Paprika
Gurken
Karotten
Zwiebeln
Knoblauch
Ingwer
Zitronen oder Limetten

Protein
Fetthaltiger Fisch (Lachs, Makrele, Sardinen)
Geflügel ohne Haut (Huhn, Pute)
Hülsenfrüchte (Bohnen, Linsen, Kichererbsen)
Tofu oder Tempeh
Nüsse und Samen (Mandeln, Walnüsse, Leinsamen, Chiasamen)

Vollkornprodukte
Quinoa

Vollkornreis
Haferflocken
Vollkornbrot oder -nudeln

Gesunde Fette
Extra natives Olivenöl
Avocadoöl
Kokosöl

Milchprodukte oder Alternativen
Griechischer Joghurt (natur, ungesüßt)
Mandel-, Kokos- oder andere pflanzliche Milchalternativen (ungesüßt)

Gewürze und Kräuter
Kurkuma
Zimt
Basilikum
Oregano
Thymian
Rosmarin

Vorratskammer
Dosenbohnen (schwarze Bohnen, Kichererbsen, Kidneybohnen)
Dosen-Tomaten (gewürfelt oder püriert)
Nussbutter (Mandelmus, Erdnussbutter)
Vollkornnudeln
Natriumarme Gemüse- oder Hühnerbrühe
Getrocknete Kräuter und Gewürze (Paprika, Kreuzkümmel, Chili-Pulver)

Snacks
Rohe Nüsse und Samen
Frische oder getrocknete Früchte
Gemüsesticks (Karotten, Sellerie) mit Hummus

Getränke
Wasser
Kräutertees (Grüner Tee, Kamille, Ingwer)
Ungesüßter Eistee

30-TAGE-MAHLZEITENPLAN

<u>BITTE BEACHTEN SIE</u>: Die Nährwertangaben in den einzelnen Rezepten des Kochbuchs beziehen sich immer auf eine Portion, ohne Süßungsmittel oder optionale Gewürze.

	FRÜHSTÜCK	MITTAGESSEN	ABENDESSEN	SNACKS UND ZWISCHENMAHLZEITEN
WOCHE 1				
Tag 1	18.Omelett Mit Gemüse	43.Linsensuppe	68.Knoblauch-Zitronen-Garnelen	137.Bananen-Hafer-Pancakes Ohne Gluten
Tag 2	4.Vollkornbrot Mit Avocado	65.Oktopus- Und Kartoffelsalat	105.Linsenbällchen Mit Tomatensauce	128.Vollkorn-Walnuss-Cookies Mit Cranberries
Tag 3	11.Beeren-French-Toast	102.Gemüselasagne Mit Weißer Soße	95.Chili-Huhn Mit Basmatireis	132.Karotten-Nuss-Muffins
Tag 4	15.Rührei Mit Speck Und Tomaten	81.Hähnchen-Curry Mit Kokosmilch	45.Kürbissuppe	123.Süßkartoffelkroketten
Tag 5	17.Vollkornbrot Mit Käse Und Gurke	72.Gebackene Gefüllte Tintenfischringe	119.Steinpilzrisotto	135.Schokoladen-Chia-Pudding
Tag 6	7.Quark Mit Haferflocken Und Früchten	109.Quinoa-Bohnen-Burger	91.Zitronenhuhn Mit Paprika Und Oliven	130.Obst- Und Gemüsesmoothie
Tag 7	1.Kartoffelrösti-Pfannkuchen	87.Gegrilltes Hähnchen Mit Joghurt-Minz-Sauce	70.Apfelkuchen Mit Streuseln	131.Apfel-Mandel-Kuchen Ohne Zucker
WOCHE 2				
Tag 8	13.Eiersalat Mit Radieschen	23.Salat Mit Linsen Und Gemüse	118.Paprikagemüse Mit Tofu	133.Kokos-Panna Cotta Mit Beerensoße
Tag 9	19.Müsli Mit Joghurt Und Beeren	64.Gebratenes Thunfischsteak Mit Sojasauce Und Ingwer	94.Rindfleischsalat Mit Rucola Und Parmesan	124.Gemüse-Frittata-Torte
Tag 10	3.Müsli Mit Joghurt Und Frischen Beeren	85.Hühnerfrikadellen Mit Tomatensauce	41.Kartoffelsuppe	139.Zitronen-Mandel-Tarte Ohne Gluten
Tag 11	14.Zimt-Apfel-Haferflocken	75.Gegrillter Lachs Mit Dillsoße	84.Schweinefilet Mit Senf-Honig-Sauce	125.Quinoa- Und Bohnenbällchen
Tag 12	6.Smoothie Mit Beeren Und Joghurt	107.Zucchininudeln Mit Avocado-Pesto	66.Schwertfisch Auf Sizilianische Art Mit Tomaten Und Kapern	142.Glutenfreier Ricotta-Zitronenkuchen
Tag 13	2.Smoothie Mit Grünzeug	47.Rote-Bete-Suppe	98.Schweinefilet Mit Thymiansauce Und Apfelkompott	126.Fruchtspieße

Tag 14	8.Gurken-Radieschen-Salat	92.Rindersteak Mit Ofenkartoffeln	62.Gebackenes Wolfsbarschfilet Mit Kartoffeln Und Oliven	136.Frucht-Crumble Mit Granola
WOCHE 3				
Tag 15	16.Quarkpfannkuchen Mit Beeren	31.Geschmortes Rotkraut	112.Pasta Mit Tomatensauce, Auberginen Und Basilikum	144.Hafer-Bananenkekse
Tag 16	20.Bircher Müsli	63.Spaghetti Mit Venusmuscheln	89.Hähnchenbrustfilets mit Pilzcreme	129.Leinsamen-Chia-Cracker
Tag 17	12.Quark Mit Leinsamen Und Obst	99.Lachsfilet Mit Senf-Dill-Sauce Und Brokkoli	46.Grünkohlsuppe Mit Weißen Bohnen	134.Dunkle Schokoladen-Brownies Mit Schwarzen Bohnen
Tag 18	5.Rührei Mit Gemüse	117.Tempeh-Gemüse-Pfanne	115.Ratatouille Mit Gegrilltem Hähnchen	122.Guacamole Mit Maischips
Tag 19	10.Gurkensandwiches Mit Kräuterquark	73.Fischsuppe	22.Rotkohl-Apfel-Salat	138.Selbstgemachtes Fruchteis
Tag 20	9.Haferflocken-Apfel-Muffins	51.Erbsensuppe Mit Schinken	83.Rindergulasch Mit Süßkartoffeln	127.Selbstgemachte Energieriegel
Tag 21	18.Omelett Mit Gemüse	96.Putengulasch Mit Pilzen Und Kartoffeln	61.Gegrillter Lachs Mit Zitrussoße	143.Bittere Schokoladenmousse
WOCHE 4				
Tag 22	4.Vollkornbrot Mit Avocado	37.Sauerkraut Mit Karotten	57.Quinoa-Gemüsesuppe	145.Joghurt-Heidelbeer-Gugelhupf
Tag 23	11.Beeren-French-Toast	67.Meeresfrüchte-Risotto	88.Kalbsbraten Mit Geröstetem Gemüse	121.Kichererbsen-Hummus Mit Gemüsesticks
Tag 24	15.Rührei Mit Speck Und Tomaten	93.Hähnchenspieße Mit Gemüse Vom Grill	25.Spargel-Tomaten-Salat	141.Schoko-Nuss-Kekse Mit Pekannüssen
Tag 25	17.Vollkornbrot Mit Käse Und Gurke	106.Gebratene Quinoa Mit Gemüse Und Tofu	69.Gedämpfter Kabeljau Mit Gemüse Im Pergamentpapier	128.Vollkorn-Walnuss-Cookies Mit Cranberries
Tag 26	7.Quark Mit Haferflocken Und Früchten	71.Linguine Mit Basilikumpesto Und Garnelen	90.Spargelcremesuppe Mit Kräutercroutons	132.Karotten-Nuss-Muffins
Tag 27	1.Kartoffelrösti-Pfannkuchen	48.Hühnersuppe	80.Apfelkuchen Mit Streuseln	123.Süßkartoffelkroketten
Tag 28	13.Eiersalat Mit Radieschen	86.Lammkoteletts Mit Rosmarin	49.Linsensuppe Mit Gemüse	135.Schokoladen-Chia-Pudding
WOCHE 5				
Tag 29	19.Müsli Mit Joghurt Und Beeren	33.Gebratener Spargel Mit Mandeln	82.Gebackener Truthahn Mit Gemüse	140.Vegane Erdbeer-Cheesecake
Tag 30	3.Müsli Mit Joghurt Und Frischen Beeren	74.Zitronen-Schollenfilet Mit Ofenkartoffeln	120.Zucchinipfanne Mit Kichererbsen	130.Obst- Und Gemüsesmoothie

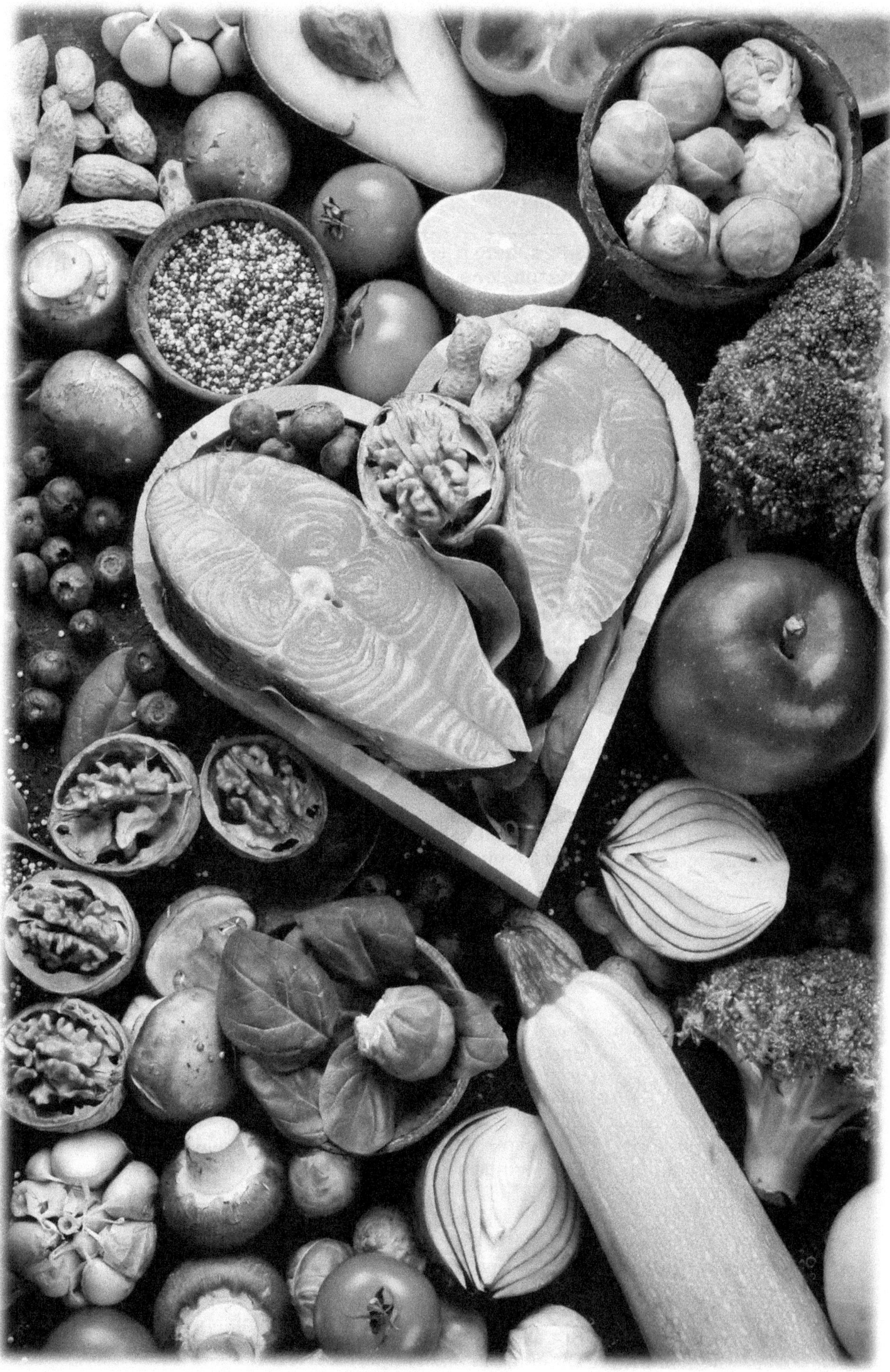

<u>BITTE BEACHTEN SIE</u>: Die Nährwertangaben in den einzelnen Rezepten des Kochbuchs beziehen sich immer auf eine Portion, ohne Süßungsmittel oder optionale Gewürze.

1. Kartoffelrösti-Pfannkuchen

Zubereitungszeit: 15 Minuten | Kochzeit: 10 Minuten | Portionen: 4 Personen

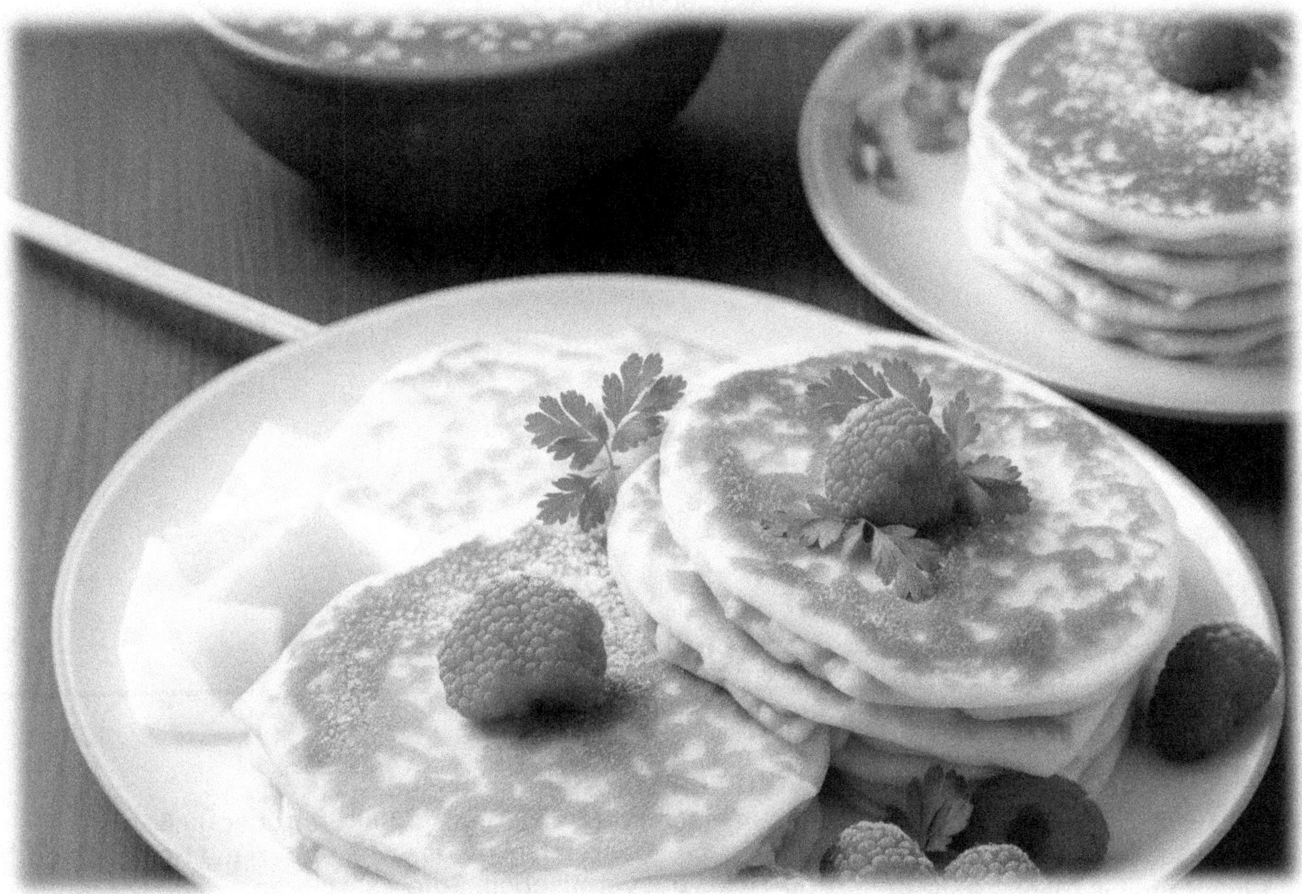

ELEMENTE:

- 2 mittelgroße Kartoffeln, gerieben
- Ei - 1
- 3 Esslöffel Haferflocken
- 1 Esslöffel gehackte Petersilie
- Salz nach Belieben
- Olivenöl zum Braten

VORBEREITUNG:

1. In einer Schüssel die geriebenen Kartoffeln, das Ei, die Haferflocken, die gehackte Petersilie und Salz vermischen.
2. Eine Pfanne mit etwas Olivenöl erhitzen.
3. Den Teig löffelweise in die Pfanne geben und von beiden Seiten goldbraun braten.
4. Die Pfannkuchen auf einem Teller anrichten und nach Belieben mit frischer Petersilie garnieren.
5. Heiß servieren.

Kalorien: 200 kcal | Proteine: 7 g | Kohlenstoffhydrate: 25 g | Fett: 8 g | Faser: 3 g

2. Smoothie mit Grünzeug

Zubereitungszeit: 5 Minuten | Portionen: 1 Person

ELEMENTE:

- Handvoll frischer Spinat
- 1 reife Banane
- 1/2 Tasse geschnittene Mango
- 1/2 Tasse Kokoswasser
- 1 Esslöffel Chiasamen

VORBEREITUNG:

Alle Zutaten in einen Mixer geben.

Den Mixer einschalten und alle Zutaten gründlich mixen, bis eine cremige Konsistenz erreicht ist.

Den Smoothie in ein Glas füllen und nach Belieben mit Chiasamen garnieren.

Sofort servieren.

Kalorien: 180 kcal | Proteine: 3 g | Kohlenstoffhydrate: 40 g | Fett: 2 g | Faser: 6 g

3. Müsli mit Joghurt und frischen Beeren

Zubereitungszeit: 5 Minuten | Portionen: 1 Person

ELEMENTE:

- 1/2 Tasse Haferflocken
- 1/2 Tasse Naturjoghurt
- Eine Handvoll frische Beeren (z.B. Erdbeeren, Blaubeeren, Himbeeren)
- 1 Esslöffel Honig (optional)

VORBEREITUNG:

1. In eine Schüssel geben. Joghurt darüber gießen.
2. Frische Beeren hinzufügen. Bei Bedarf mit Honig süßen.
3. Alles gut vermischen. Sofort servieren.

Kalorien: 250 kcal | Proteine: 12 g | Kohlenstoffhydrate: 40 g | Fett: 5 g | Faser: 6 g

4. Vollkornbrot mit Avocado

Zubereitungszeit: 5 Minuten | Portionen: 1 Person

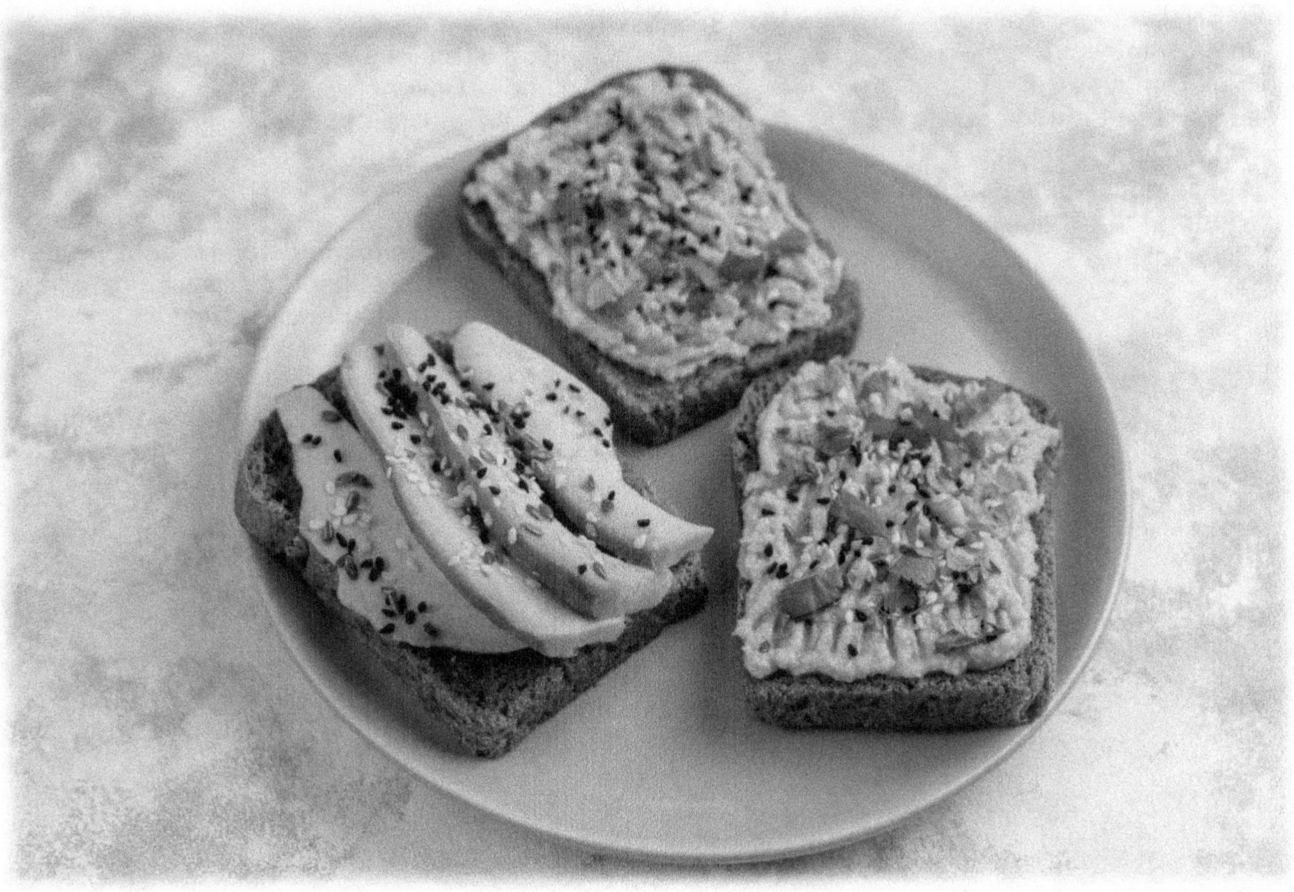

ELEMENTE:

- Vollkornbrot, zwei Scheiben
- Avocados, eine reif
- Salz und Pfeffer nach Geschmack
- Der Saft einer halben Zitrone

VORBEREITUNG:

1. Lösen Sie mit einem Löffel das Fruchtfleisch von der Avocadoschale, nachdem Sie diese halbiert und den Kern entfernt haben.
2. Avocados in einer Schüssel mit einer Gabel zerdrücken
3. Stellen Sie sicher, dass der Zitronensaft gründlich untergemischt ist.
4. Zum Würzen sollten Pfeffer und Salz hinzugefügt werden.
5. Die Vollkornbrotscheiben mit der Avocadomischung bestreichen.
6. Optional können weitere Beläge wie Tomatenscheiben oder Rucola hinzugefügt werden.
7. Die bestrichenen Brotscheiben zusammenlegen und sofort servieren.

Kalorien: 350 kcal | Proteine: 8 g | Kohlenstoffhydrate: 30 g | Fett: 24 g | Faser: 12 g

5. Rührei mit Gemüse

Zubereitungszeit: 10 Minuten | Kochzeit: 10 Minuten | Portionen: 2 Personen

ELEMENTE:

- Insgesamt vier Eier
- Eine Handvoll Spinat
- Eine halbe Paprika, gewürfelt
- 1/2 Zwiebel, gehackt
- Abschmecken mit Salz und Pfeffer und servieren.
- Olivenöl

VORBEREITUNG:

1. Die Eier mit einem Schneebesen schlagen.
2. Erhitzen Sie nun das Olivenöl
3. Sobald die Zwiebeln und Paprika weich sind, geben Sie sie in die Pfanne.
4. Sobald der Spinat zusammengefallen ist, in die Pfanne geben und kurz anbraten.
5. Gemüse und Eier sollten miteinander vermischt werden.
6. Sobald das Rührei die gewünschte Konsistenz erreicht hat, rühre es zwischendurch um, bis es fest ist.
7. Pfeffer und Salz nach Geschmack
8. Lass es dir gleich servieren.

Kalorien: 200 kcal | Proteine: 15 g | Kohlenstoffhydrate: 5 g | Fett: 14 g | Faser: 2 g

6. Smoothie mit Beeren und Joghurt

Zubereitungszeit: 5 Minuten | Portionen: 1 Person

ELEMENTE:

- Gemischte Beeren, eine Tasse
- 1 Tasse Naturjoghurt
- 1 Esslöffel Honig oder Ahornsirup (optional)
- Eiswürfel (optional)

VORBEREITUNG:

1. Die Beeren in einen Mixer geben.
2. Den Naturjoghurt hinzufügen.
3. Nach Belieben Honig oder Ahornsirup hinzufügen.
4. Bei Bedarf einige Eiswürfel hinzufügen, um den Smoothie zu kühlen.
5. Glätten Sie die Mischung, bis sie gleichmäßig ist
6. Sofort nach dem Mischen in einem Glas servieren.

Kalorien: 180 kcal | Proteine: 10 g | Kohlenstoffhydrate: 30 g | Fett: 2 g | Faser: 8 g

7. Quark mit Haferflocken und Früchten

Zubereitungszeit: 5 Minuten | Portionen: 1 Person

ELEMENTE:

- 150 g Magerquark
- 3 Esslöffel Haferflocken
- Eine Handvoll frische Beeren (z.B. Erdbeeren, Heidelbeeren)
- 1 Esslöffel gehackte Nüsse (z.B. Mandeln, Walnüsse)
- 1 Teelöffel Honig oder Ahornsirup (optional)

VORBEREITUNG:

1. Den Magerquark in eine Schüssel geben.
2. Die Haferflocken über den Quark streuen.
3. Die frischen Beeren und gehackten Nüsse darauf verteilen.
4. Nach Belieben mit Honig oder Ahornsirup süßen.
5. Alles gut vermischen.
6. Sofort servieren.

Kalorien: 250 kcal | Proteine: 20 g | Kohlenstoffhydrate: 30 g | Fett: 6 g | Faser: 5 g

8. Gurken-Radieschen-Salat

Zubereitungszeit: 10 Minuten | Portionen: 2 Personen

ELEMENTE:

- Eine Gurke schälen und in Scheiben schneiden
- Eine Handvoll Radieschen, in dünne Scheiben geschnitten
- (Petersilie, Schnittlauch) 2 TL. gehackte frische Kräuter
- Der Saft einer halben Zitrone
- Ein Esslöffel Olivenöl
- Zum Würzen mit Salz und Pfeffer abschmecken

VORBEREITUNG:

1. Die Gurken und Radieschen schneiden und in eine Schüssel geben.
2. Die gehackten frischen Kräuter hinzufügen.
3. Olivenöl und Zitronensaft sollten zusammen eingefüllt werden.
4. Pfeffer und Salz nach Geschmack.
5. Gründlich vermischen.
6. Den Salat für etwa 10 Minuten ziehen lassen, damit sich die Aromen entfalten.
7. Sofort servieren.

Kalorien: 60 kcal | Proteine: 2 g | Kohlenstoffhydrate: 8 g | Fett: 4 g | Faser: 2 g

9. Haferflocken-Apfel-Muffins

Zubereitungszeit: 15 Minuten | Kochzeit: 20 Minuten | Portionen: 12 Muffins

ELEMENTE:

- Hafer, 1 Tasse
- Tasse Vollkornmehl
- Backpulver, ein Teelöffel
- Zimt entspricht einem Teelöffel
- 1/2 Teelöffel Salz
- 2 reife Äpfel, geschält und gewürfelt
- 1/2 Tasse Honig oder Ahornsirup
- 1/4 Tasse geschmolzenes Kokosöl
- 1/2 Tasse ungesüßtes Mandelmilch
- 1 Teelöffel Vanilleextrakt

VORBEREITUNG:

1. Backen Sie die Muffins bei 180 Grad, nachdem Sie die Muffinform mit Papierförmchen ausgelegt haben.
2. In einer Schüssel sollte eine Mischung aus Haferflocken, Vollkornmehl, Backpulver, Zimt und Salz zubereitet werden.
3. Geschmolzenes Kokosnussöl, Mandelmilch, Vanilleessenz und Apfelscheiben sollten in einer separaten Schüssel vorsichtig miteinander vermischt werden.
4. Die nassen und trockenen Materialien müssen durch Rühren gut vermischt werden. Füllen Sie jede Muffinform gleichmäßig mit Teig. Stellen Sie sicher, dass die Muffins während der letzten 20 Minuten des Backens goldbraun und fest sind.
5. Nach dem Herausnehmen aus dem Ofen vor dem Servieren vollständig abkühlen lassen.

Kalorien: 175 kcal | Proteine: 3 g | Kohlenstoffhydrate: 30 g | Fett: 6 g | Faser: 3 g

10. Gurkensandwiches mit Kräuterquark

Zubereitungszeit: 10 Minuten | Portionen: 2 Personen

ELEMENTE:

- 8 Scheiben Vollkornbrot
- 1 Gurke, in dünne Scheiben geschnitten
- 150 g Quark
- Frische Kräuter wie Dill oder Schnittlauch, in zwei Esslöffel gehackt
- Zum Würzen mit Salz und Pfeffer abschmecken

VORBEREITUNG:

1. Vollkornbrotscheiben bereitstellen.
2. Gehackten Kräuter zum Hüttenkäse geben. Stellen Sie sicher, dass die Mischung gut mit Salz und Pfeffer gewürzt ist.
3. Vier Scheiben Brot sollten mit Gurkenscheiben bestrichen werden.Den Kräuterquark auf die anderen vier Brotscheiben streichen.
4. Die Gurken- und Quarkbrotscheiben zusammenlegen, um vier Sandwiches zu erhalten.
5. Zum Mitnehmen beim Picknick oder unterwegs in Papiertücher einwickeln und sofort servieren

Kalorien: 250 kcal | Proteine: 12 g | Kohlenstoffhydrate: 35 g | Fett: 6 g | Faser: 8 g

11. Beeren-French-Toast

Zubereitungszeit: 10 Minuten | Kochzeit 10 Minuten | Portionen, 2 Personen

ELEMENTE:

- Vier Scheiben Brot
- Eier, zwei
- 100 ml Milch
- 1 Teelöffel Vanilleextrakt
- Butter zum Braten
- Frische Beeren zum Servieren
- Puderzucker zum Bestreuen

VORBEREITUNG:

1. Eier, Milch und Vanilleessenz in einer Schüssel verquirlen.
2. Die Brotscheiben darin eintauchen und kurz einweichen lassen.
3. Eine Pfanne erhitzen und etwas Butter hinzufügen.
4. Die nassen Brotstücke im heißen Öl knusprig frittieren.
5. Die eingeweichten Brotscheiben in einer tiefen Pfanne anbraten, bis sie goldbraun werden.

Kalorien: 320 kcal | Proteine: 12 g | Kohlenstoffhydrate: 40 g | Fett: 12 g | Faser: 8 g

12. Quark mit Leinsamen und Obst

Zubereitungszeit: 5 Minuten | Portionen: 1 Person

ELEMENTE:

- 200 g Magerquark
- 1 Esslöffel Leinsamen
- Frisches Obst nach Wahl (z.B. Banane, Beeren)
- Honig oder Ahornsirup zum Süßen (optional)

VORBEREITUNG:

1.
2. Den Magerquark in eine Schüssel geben und die Leinsamen untermischen.
3. Frisches Obst hinzufügen und nach Belieben mit Honig oder Ahornsirup süßen.

Kalorien: 250 kcal | Proteine: 22 g | Kohlenstoffhydrate: 35 g | Fett: 3 g | Faser: 5 g

13. Eiersalat mit Radieschen

Zubereitungszeit: 15 Minuten | Portionen: 2 Personen

ELEMENTE:

- Vier hartgekochte Eier
- Mayonnaise, 2 EL.
- Senf, ein Teelöffel
- Radieschen, vier
- Zum Abschmecken Salz und Pfeffer hinzufügen
- Mit frischen Kräutern (Schnittlauch) garnieren

VORBEREITUNG:

1. Hartgekochte Eier schälen und grob hacken.
2. In einer Schüssel Mayonnaise und Senf vermischen
3. Aus der dünnsten Radieschenscheibe den Eiersalat zubereiten.
4. Je nach Geschmack müssen Pfeffer und Salz hinzugefügt werden
5. Den Eiersalat auf Brot oder Brötchen servieren und mit frischen Kräutern garnieren.

Kalorien: 280 kcal | Proteine: 15 g | Kohlenstoffhydrate: 6 g | Fett: 20 g | Faser: 2 g

14. Zimt-Apfel-Haferflocken

Zubereitungszeit: 5 Minuten | Kochzeit: 10 Minuten | Portionen: 1 Person

ELEMENTE:

- Haferflocken zu 50 Gramm gerollt
- 200 ml Milch
- 1 Apfel, geschält und gewürfelt
- 1 Teelöffel Zimt
- Honig oder Ahornsirup zum Süßen (optional)
- Nüsse oder Rosinen zum Garnieren (optional)

VORBEREITUNG:

1. Ständig umrühren, während Haferflocken und Milch in einem Topf zum Kochen gebracht werden
2. Fügen Sie die Äpfel hinzu, nachdem Sie die Hitze gesenkt haben
3. Haferflocken und Zimt sollten fünf Minuten lang in einem kleinen Topf erhitzt werden.
4. Nach Belieben mit Honig oder Ahornsirup süßen.
5. Mit Nüssen oder Rosinen garnieren und servieren.

Kalorien: 350 kcal | Proteine: 10 g | Kohlenstoffhydrate: 65 g | Fett: 6 g | Faser: 7 g

15. Rührei mit Speck und Tomaten

Zubereitungszeit: 10 Minuten | Kochzeit: 10 Minuten | Portionen: 1 Person

ELEMENTE:

- 2 Eier
- 2 Scheiben Speck
- 1 Tomate, gewürfelt
- Salz und Pfeffer nach Geschmack
- Frische Kräuter (z.B. Petersilie) zum Garnieren

VORBEREITUNG:

1. Lassen Sie den Speck nach dem Braten knusprig auf Küchenpapier abtropfen.
2. Die gehackte Tomate untermischen.
3. Rühren Sie die Eiermischung um, bis sie bei mittlerer bis hoher Hitze fest wird.
4. Das Rührei mit dem knusprigen Speck garnieren und mit frischen Kräutern bestreuen.

Kalorien: 280 kcal | Proteine: 18 g | Kohlenstoffhydrate: 3 g | Fett: 20 g | Faser: 2 g

16. Quarkpfannkuchen mit Beeren

Zubereitungszeit: 15 Minuten | Kochzeit: 10 Minuten | Portionen: 2 Personen

ELEMENTE:

- 150 g Magerquark
- 2 Eier
- 50 g Mehl
- Backpulver, ein Teelöffel
- Eine Prise Salz hinzufügen
- Butter zum Braten
- Frische Beeren zum Servieren
- Puderzucker zum Bestreuen

VORBEREITUNG:

1. In einer großen Schüssel Magerquark, Eier, Mehl, Backpulver und Salz vermischen. Mischen, bis der Teig glatt ist.
2. Etwas Butter in einem Topf erhitzen.
3. Den Teig nach dem Formen in Portionen auf beiden Seiten goldbraun backen.
4. Die fertigen Quarkpfannkuchen mit frischen Beeren belegen und mit Puderzucker bestreuen.

Kalorien: 280 kcal | Proteine: 20 g | Kohlenstoffhydrate: 30 g | Fett: 8 g | Faser: 2 g

17. Vollkornbrot mit Käse und Gurke

Zubereitungszeit: 5 Minuten | Portionen: 1 Person

ELEMENTE:

- 2 Scheiben Vollkornbrot
- Frischkäse oder Quark
- 4-5 Scheiben Käse nach Wahl
- ½ Gurke, in dünnen Scheiben
- Zum Abschmecken Salz und Pfeffer hinzufügen

VORBEREITUNG:

1. Die Vollkornbrotscheiben mit Frischkäse oder Quark bestreichen.
2. Auf eine Brotscheibe sollten Käse- und Gurkenscheiben gelegt werden.
3. Pfeffer und Salz nach Geschmack.
4. Die zweite Brotscheibe darauf legen und leicht zusammendrücken.
5. Das belegte Vollkornbrot in Dreiecke oder Viertel schneiden und servieren.

Kalorien: 350 kcal | Kohlenstoffhydrate: 35 g | Proteine: 18 g | Fett: 15 g | Faser: 2 g

18. Omelett mit Gemüse

Zubereitungszeit: 10 Minuten | Kochzeit: 10 Minuten | Portionen: 1 Person

ELEMENTE:

- Eier, zwei
- Milch, zwei Esslöffel
- ½ Zwiebel, gewürfelt
- ½ Paprika, gewürfelt
- ½ Tomate, gewürfelt
- 2 Champignons, in Scheiben geschnitten
- Zum Abschmecken Salz und Pfeffer hinzufügen
- Zum Braten Olivenöl verwenden

VORBEREITUNG:

1. Milch zu den geschlagenen Eiern hinzufügen.
2. Zwiebel, Paprika, Tomate und Champignons vorbereiten.
3. In einer Pfanne etwas Olivenöl aufkochen.
4. Das Gemüse in eine Pfanne geben und einige Sekunden anbraten.
5. Lassen Sie die Eiermischung auf kleiner Flamme auf dem Gemüse kochen.
6. Stellen Sie sicher, dass das Omelett auf der anderen Seite goldbraun ist, bevor Sie es umdrehen.
7. Salz und Pfeffer zu den Gewürzen des Omeletts hinzufügen.

Kalorien: 250 kcal | Proteine: 18 g | Kohlenstoffhydrate: 8 g | Fett: 15 g | Faser: 3 g

19. Müsli mit Joghurt und Beeren

Zubereitungszeit: 5 Minuten | Portionen: 1 Person

ELEMENTE:

- 50 g Müsli (z.B. Haferflocken, Nüsse, Trockenfrüchte)
- 150 g Naturjoghurt
- Frische Beeren nach Wahl (z.B. Himbeeren, Blaubeeren)
- Honig oder Ahornsirup zum Süßen (optional)

VORBEREITUNG:

1. Das Müsli in eine Schüssel geben.
2. Naturjoghurt darüber verteilen.
3. Frische Beeren hinzufügen.
4. Nach Belieben mit Honig oder Ahornsirup süßen.
5. Nach gutem Rühren sofort servieren.

Kalorien: 300 kcal | Proteine: 15 g | Kohlenstoffhydrate: 40 g | Fett: 8 g | Faser: 3 g

20. Bircher Müsli

Zubereitungszeit: 10 Minuten (über Nacht einweichen) | Portionen: 1 Person

ELEMENTE:

- 40 g Haferflocken
- 100 ml Milch
- 1 Apfel, gerieben
- 1 Esslöffel Honig
- 1 Esslöffel gehackte Nüsse
- Frische Beeren zum Garnieren

VORBEREITUNG:

1. Die Haferflocken in einer Schüssel mit Milch vermischen.
2. Den geriebenen Apfel, Honig und gehackte Nüsse hinzufügen und gut vermengen.
3. Stellen Sie es über Nacht in den Kühlschrank, nachdem Sie die Schüssel abgedeckt haben.
4. Am nächsten Morgen das Bircher Müsli gut umrühren und mit frischen Beeren garnieren.
5. Sofort servieren.

Kalorien: 300 kcal | Proteine: 8 g | Kohlenstoffhydrate: 45 g | Fett: 10 g | Faser: 6 g

21. Kartoffel-Rettich-Salat

Zubereitungszeit: 15 Minuten | Portionen: 4 Personen

ELEMENTE:

- 500 g Kartoffeln, geschält und in Würfel geschnitten
- 1 Bund Rettich, dünn geschnitten
- 1 rote Zwiebel, in dünne Scheiben geschnitten
- 2 Esslöffel Apfelessig
- 3 Esslöffel Olivenöl
- Salz und Pfeffer
- Gehackte frische Petersilie zum Garnieren

VORBEREITUNG:

1. Das Wasser leicht salzen und die Kartoffeln kochen, bis sie weich sind. Nach dem Abtropfen abkühlen lassen.
2. Den Rettich hacken, die Zwiebel in Scheiben schneiden und nach dem Abkühlen mit den Kartoffeln vermischen.
3. Apfelessig, Olivenöl, Salz und Pfeffer in einer kleinen Schüssel zu einer köstlichen Sauce vermischen.
4. Sobald die Soße fertig ist, vermengen Sie den Salat gründlich mit der Soße, um jedes Blatt zu bedecken.
5. Für den letzten Schliff den Salat mit frischer Petersilie garnieren. Zum Schluss den Salat servieren und die köstliche Zutatenmischung genießen.

Kalorien: 180 kcal | Proteine: 3 g | Kohlenstoffhydrate: 25 g | Fett: 8 g |Faser: 5 g

22. Rotkohl-Apfel-Salat

Zubereitungszeit: 10 Minuten | Portionen: 4 Personen

ELEMENTE:

- 1 kleiner, dünn geschnittener Rotkohl
- 2 gewürfelte Äpfel
- 1 rote Zwiebel, dünn geschnitten
- 2 Esslöffel Apfelessig
- 2 Esslöffel Leinöl
- 1 Teelöffel Dijon-Senf
- Salz und Pfeffer nach Geschmack
- Geröstete Sonnenblumenkerne

VORBEREITUNG:

1. In einer großen Schüssel den geschnittenen Rotkohl, die gewürfelten Äpfel und die Zwiebelscheiben mischen.
2. In einer kleinen Schüssel Apfelessig, Leinöl, Dijon-Senf, Salz und Pfeffer verrühren.
3. Sobald die Sauce zubereitet ist, geben Sie sie zum Salat und vermischen Sie sie gründlich, damit alle Zutaten gleichmäßig bedeckt sind.
4. Verfeinern Sie den Salat, indem Sie geröstete Sonnenblumenkerne darüber streuen und diese als aromatische Beilage verwenden.

Kalorien: 120 kcal | Proteine: 2 g | Kohlenstoffhydrate: 16 g | Fett: 6 g | Faser: 5 g

23. Salat mit Linsen und Gemüse

Zubereitungszeit:15 Minuten | Kochzeit: 25 Minuten | Portionen: 4 Personen

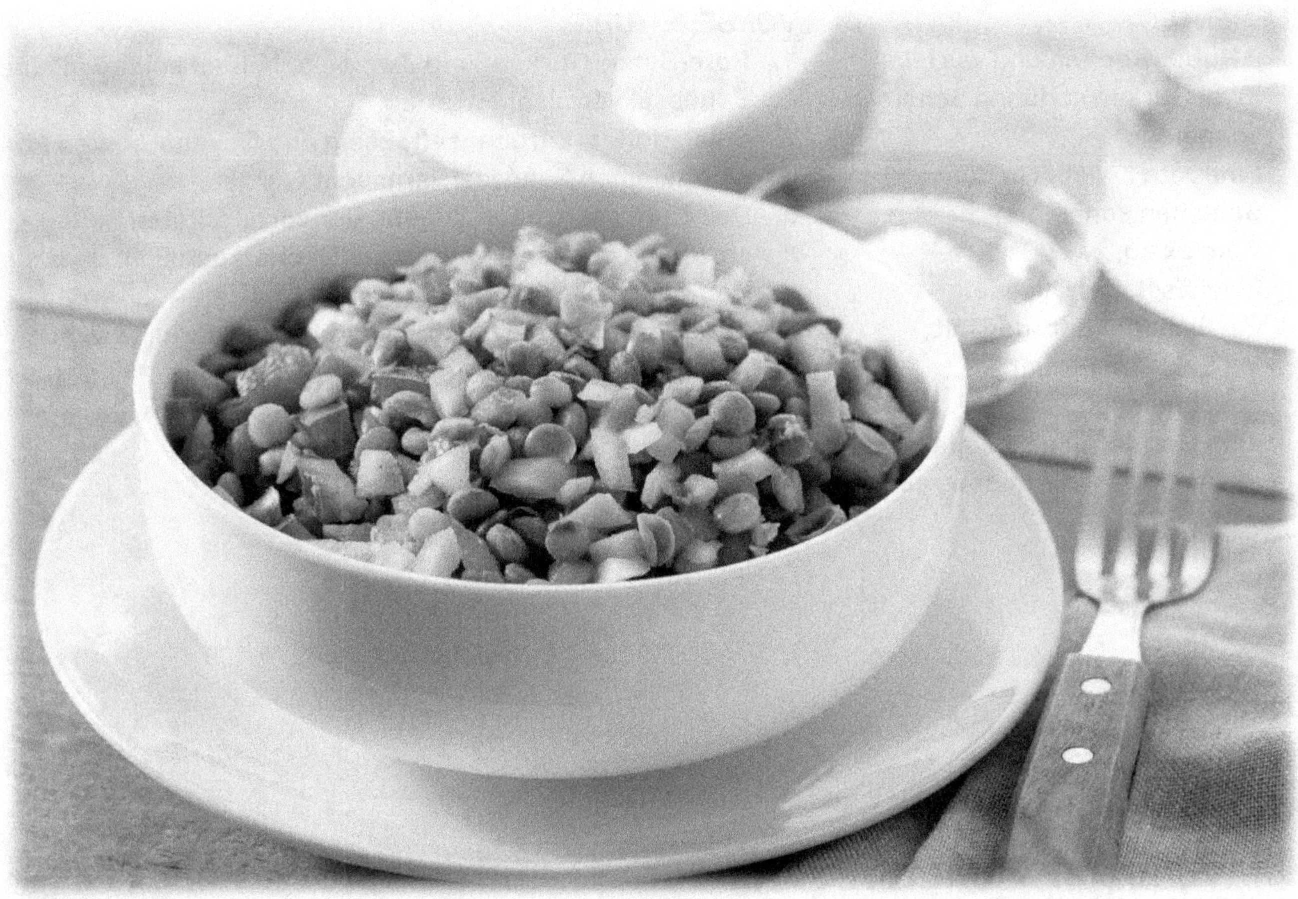

ELEMENTE:

- 200 g grüne Linsen, gekocht
- Eine Karotte gewürfelt
- 1 Selleriestange, gewürfelt
- 1 rote Zwiebel in dünne Scheiben schneiden
- Rotweinessig, 2 Esslöffel
- Olivenöl, drei Esslöffel
- Der Saft einer Zitrone
- Mit Salz und Pfeffer abschmecken

VORBEREITUNG:

1. Die Linsen sollten in Salzwasser gekocht werden, bis sie weich sind. Lassen Sie die Linsen nach dem Abtropfen abkühlen.
2. Die gekochten Linsen, die gehackten Karotten, den gewürfelten Sellerie und die geschnittenen Zwiebeln in einer Schüssel vermischen.
3. Um eine köstliche Sauce zuzubereiten, vermischen Sie Rotweinessig, Olivenöl, Zitronensaft, Salz und Pfeffer in einer kleinen Rührschüssel.
4. Den Salat mit der vorbereiteten Sauce würzen und gut vermischen.
5. Das Gericht mit gehackter Petersilie garniert servieren.

Kalorien: 220 kcal | Proteine: 9 g | Kohlenstoffhydrate: 30 g | Fett: 8 g | Faser: 9 g

24. Rote-Bete-Gurken-Salat

Zubereitungszeit: 10 Minuten | Portionen: 4 Personen

ELEMENTE:

- 2 Rüben kochen und würfeln
- Zwei Gurken in dünne Scheiben schneiden
- Eine rote Zwiebel in dünne Scheiben schneiden
- Apfelessig, zwei Esslöffel
- Zwei Esslöffel Olivenöl
- Ein Esslöffel Zitronensaft
- Mit Salz und Pfeffer abschmecken
- Zum Garnieren geröstete Sesamkörner darüber streuen

VORBEREITUNG:

1. Rote-Bete-, Gurken- und Zwiebelscheiben sollten in einer Schüssel vermischt werden.
2. Salz, Pfeffer, Zitronensaft, Essig und Olivenöl sollten in einer kleinen Schüssel vermischt werden.
3. Der Salat sollte nach Zugabe der vorbereiteten Soße sorgfältig gemischt werden, um sicherzustellen, dass alle Komponenten bedeckt sind.
4. **Zum Garnieren geröstete Sesamkörner darüber streuen**

Kalorien: 112 kcal | Proteine: 3 g | Kohlenstoffhydrate: 10 g | Fett: 7 g | Faser: 3 g

25. Spargel-Tomaten-Salat

Zubereitungszeit: 15 Minuten | Kochzeit: 10 Minuten | Portionen: 4 Personen

ELEMENTE:

- 500 g grüner Spargel, in Stücke geschnitten
- 250 g Kirschtomaten, halbiert
- eine dünn geschnittene rote Zwiebel
- Balsamico-Essig zwei Esslöffel
- Olivenöl, drei Esslöffel
- Fein gehackte Knoblauchzehe
- Mit Salz und Pfeffer abschmecken
- Gehacktes frisches Basilikum zum Garnieren

VORBEREITUNG:

1. Um den grünen Spargel richtig zuzubereiten, sollte er 5 Minuten lang in leicht gesalzenem Wasser blanchiert werden.
2. Abkühlen lassen und abtropfen lassen
3. Zwiebeln, Spargel, Kirschtomaten und Kirschtomaten in eine Schüssel schneiden.
4. Um eine Sauce zuzubereiten, vermischen Sie Salz, Pfeffer, Olivenöl, gehackten Knoblauch, Balsamico-Essig und alles.
5. Rühren Sie den Salat gut um, nachdem Sie die vorbereitete Sauce hinzugefügt haben.
6. Gehacktes frisches Basilikum in die Schüssel geben und servieren.

Kalorien: 147 kcal | Proteine: 3 g | Kohlenstoffhydrate: 9 g | Fett: 12 g | Faser: 4 g

26. Salat mit Krautsalat und Äpfeln

Zubereitungszeit: 10 Minuten | Portionen: 4 Personen

ELEMENTE:

- Von einem kleinen Weißkohl feine Streifen schneiden
- 2 Äpfel, gewürfelt
- 1 rote Zwiebel in dünne Scheiben schneiden
- Apfelessig, 2 EL
- Zwei Esslöffel Olivenöl
- Dijon-Senf, ein Teelöffel
- Mit Salz und Pfeffer abschmecken
- Geröstete Sonnenblumenkerne zum Garnieren

VORBEREITUNG:

1. Rote Zwiebeln, Kohl und Äpfel sollten in einer großen Schüssel gemischt werden.
2. Für die Soße Salz, Pfeffer, Olivenöl, Dijon-Senf, Apfelessig und alles vermischen.
3. Bereiten Sie die Sauce vor und vermischen Sie sie mit den Salatzutaten.
4. Mit gerösteten Sonnenblumenkernen garniert servieren.

Kalorien: 167 kcal | | Proteine: 2 g | Kohlenstoffhydrate: 20 g | Fett: 9 | Faser: 6 g

27. Rote-Bete-Salat mit Rucola und Walnüssen

Zubereitungszeit: 15 Minuten | Portionen: 4 Personen

ELEMENTE:

- 4 Rote Bete, gekocht und gewürfelt
- 100 g Rucola
- 50 g Walnusskerne, grob gehackt
- 1 Zitrone, Saft und Abrieb
- Olivenöl, zwei Esslöffel
- Mit Salz und Pfeffer abschmecken

VORBEREITUNG:

1. Rüben, Walnüsse und Rucola sollten in einer großen Schüssel vermischt werden.
2. In einer kleinen Schüssel Zitronensaft, Zitronenschale, Olivenöl, Salz und Pfeffer zu einer Sauce vermischen.
3. Mit den Salatzutaten die Soße gut vermischen.
4. So schnell wie möglich servieren

Kalorien: 183 kcal | Proteine: 4 g | Kohlenstoffhydrate: 15 g | Fett: 13 g | Faser: 4 g

28. Grüner Spargel-Salat mit Cherrytomaten

Zubereitungszeit: 10 Minuten | Kochzeit: 10 Minuten | Portionen: 4 Personen

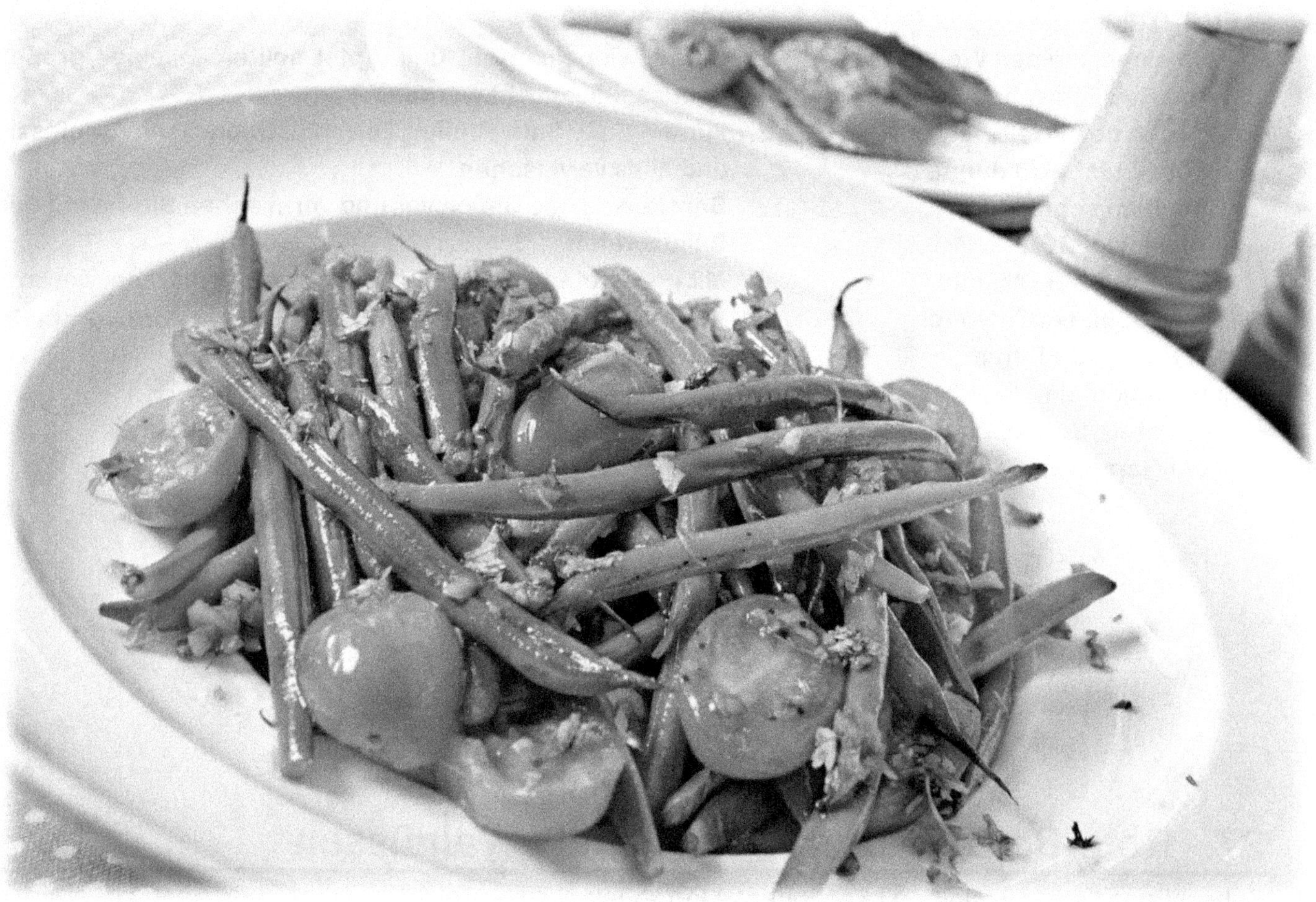

ELEMENTE:

- 500 Gramm grünen Spargel in Scheiben schneiden
- 250 g Cherrytomaten, halbiert
- 1 rote Zwiebel in dünne Scheiben schneiden
- Balsamico-Essig zwei Esslöffel
- Olivenöl, drei Esslöffel
- Gehackte Knoblauchzehe, 1 Zehe
- Mit Salz und Pfeffer abschmecken

VORBEREITUNG:

1. Den grünen Spargel etwa 5 Minuten in mäßig gesalzenem Wasser kochen und dann abgießen.
2. Nach dem Abtropfen abkühlen lassen.
3. Spargel, Kirschtomaten und rote Zwiebeln sollten in einer Schüssel vermischt werden.
4. In einer kleinen Schüssel Balsamico-Essig, Olivenöl, Knoblauch, Salz und Pfeffer vermischen.
5. Mischen Sie die vorbereitete Soße gut mit den Salatzutaten, sodass sie gut bedeckt sind.
6. Mit gehacktem Basilikum garniert servieren.

Kalorien: 143 kcal | Proteine: 3 g | Kohlenstoffhydrate: 9 g | Fett: 11 g | Faser: 3 g

29. Salat mit Kartoffeln und Gurken

Zubereitungszeit: 15 Minuten | Portionen: 4 Personen

ELEMENTE:

- 500 Gramm Kartoffeln geschält und gewürfelt
- 2 Gurken, geschält und in Scheiben geschnitten
- Rote Zwiebel in dünne Scheiben schneiden
- Apfelessig, 2 EL
- Olivenöl, drei Esslöffel
- Mit Salz und Pfeffer
- Gehackter Dill zum Garnieren

VORBEREITUNG:

1. Die Kartoffeln in Salzwasser kochen.
2. Nach dem Abtropfen abkühlen lassen.
3. Rote Zwiebeln, Gurken und gekochte Kartoffeln sollten in einer großen Schüssel miteinander vermischt werden.
4. Aus Öl, Essig, Salz und Pfeffer eine kleine Schüssel herstellen.
5. Bereiten Sie die Soße vor und vermischen Sie sie mit den Salatzutaten.
6. Mit gehacktem Dill garnieren.

Kalorien: 258 kcal | Proteine: 4 g | Kohlenstoffhydrate: 36 | Fett: 12 g | Faser: 5 g

30. Feldsalat mit Radieschen und Walnüssen

Zubereitungszeit: 10 Minuten | Portionen: 4 Personen

ELEMENTE:

- 200 g Feldsalat
- 1 Bund Radieschen, in dünne Scheiben geschnitten
- 50 g Walnusskerne, grob gehackt
- 2 Esslöffel Apfelessig
- 2 Esslöffel Walnussöl
- 1 Teelöffel Honig
- Salz und Pfeffer nach Geschmack

VORBEREITUNG:

1. Salat gründlich waschen und trocknen.
2. Radieschen, Feldsalat und Walnüsse in eine große Schüssel geben und gut vermischen.
3. Eine Soße lässt sich zubereiten, indem man Apfelessig, Walnussöl, Honig, Salz und Pfeffer in einer kleinen Schüssel vermengt.
4. Machen Sie einen gut gemischten Salat, indem Sie die Salatzutaten mit der Sauce vermischen.
5. Sofort servieren.

Kalorien: 161 kcal | Proteine: 3 g | Kohlenstoffhydrate: 9 g | Fett: 13 g | Faser: 2 g

31. Geschmortes Rotkraut (Gedünsteter Rotkohl)

Zubereitungszeit: 10 Minuten | Kochzeit: 1 Stunde | Portionen: 4 Personen

ELEMENTE:

- 1 Rotkohl, in feine Streifen geschnitten
- 1 Apfel, geschält, entkernt und gewürfelt
- 1 Zwiebel, dünn geschnitten
- 2 Esslöffel Apfelessig
- 2 Esslöffel brauner Zucker
- 2 Esslöffel Butter
- Salz und Pfeffer nach Geschmack
- Wasser nach Bedarf

VORBEREITUNG:

1. Die Zwiebeln in Butter anbraten, bis sie in einem Topf glasig sind.
2. Die Kombination sollte nun Rotkohl, Apfel, Apfelessig, braunen Zucker, Salz und Pfeffer enthalten. Achten Sie darauf, alle Komponenten vollständig zu vermischen.
3. Geben Sie etwas Wasser in den Topf und decken Sie ihn mit einem Deckel ab.
4. Regelmäßig umrühren und bei Bedarf Wasser hinzufügen und dabei etwa eine Stunde köcheln lassen.
5. Sobald der Rotkohl weich ist und die Flüssigkeit reduziert ist, servieren.

Kalorien: 192 kcal | Proteine: 3 g | Kohlenstoffhydrate: 32 g | Fett: 8 g | Faser: 9 g

32. Geschmorter Rosenkohl

Zubereitungszeit: 10 Minuten | Kochzeit: 20 Minuten | Portionen: 4 Personen

ELEMENTE:

- 500 g Rosenkohl, geputzt und halbiert
- Olivenöl, zwei Esslöffel
- Eine Zwiebel fein hacken
- Zwei Knoblauchzehen hacken
- Salz und Pfeffer nach Geschmack
- einzelTeelöffel Zitronensaft
- doppelt Esslöffel gehackte Petersilie

VORBEREITUNG:

1. Die Zwiebel und den Knoblauch in Olivenöl weich kochen.
2. Nachdem Sie den Rosenkohl in die Pfanne gegeben haben, bräunen Sie ihn leicht an.
3. Salz, Pfeffer und Zitronensaft hinzufügen. Gut vermischen.
4. Den Rosenkohl einige Minuten mit dem Deckel auf der Pfanne anbraten.
5. Mit gehackter Petersilie servieren.

Kalorien: 100 kcal | Proteine: 4 g | Kohlenstoffhydrate: 10 g | Fett: 7 g | Faser: 4 g

33. Gebratener Spargel mit Mandeln

Zubereitungszeit: 5 Minuten | Kochzeit: 10 Minuten | Portionen: 4 Personen

ELEMENTE:

- 500 g grüner Spargel, Enden abgeschnitten
- 2 Esslöffel Olivenöl
- 50 g gehackte Mandeln
- Saft einer halben Zitrone
- Salz und Pfeffer nach Geschmack

VORBEREITUNG:

1. Olivenöl in einer Pfanne erhitzen und den Spargel anbraten, bis er weich und leicht gebräunt ist.
2. Sobald die Mandeln goldbraun sind, geben Sie sie in die Pfanne.
3. Zitronensaft darüberträufeln und mit Salz und Pfeffer würzen. Nach dem gründlichen Mischen sofort servieren.

Kalorien: 150 kcal | Proteine: 5 g | Kohlenstoffhydrate: 8 g | Fett: 12 g | Faser: 4 g

34. Gurkensalat mit Dill

Zubereitungszeit: 10 Minuten | Portionen: 4 Personen

ELEMENTE:

- Zwei Gurken in dünne Scheiben schneiden
- Eine Zwiebel fein hacken
- Essig, zwei Esslöffel
- Olivenöl, zwei Esslöffel
- 1 Esslöffel frischer Dill, gehackt
- Salz und Pfeffer nach Geschmack

VORBEREITUNG:

1. Gefüllte Schüssel mit Gurkenscheiben.
2. In einer Rührschüssel die gehackte Zwiebel, den Essig, das Olivenöl, den Pfeffer und den frischen Dill vermischen. Alle Komponenten sollten gut vermischt sein.
3. Stellen Sie die Mischung vor dem Servieren mindestens 30 Minuten lang in den Kühlschrank.

Kalorien: 70 kcal | Proteine: 1 g | Kohlenstoffhydrate: 6 g | Fett: 4 g | Faser: 1 g

35. Rote-Bete-Salat mit Walnüssen

Zubereitungszeit: 15 Minuten | Portionen: 4 Personen

ELEMENTE:

- 4 gekochte Rote Beten, in Würfel geschnitten
- 50 g Walnüsse, grob gehackt
- Olivenöl, zwei Esslöffel
- Zitronensaft, ein Esslöffel
- Honig – ein Esslöffel
- Salz und Pfeffer
- Frischer Schnittlauch

VORBEREITUNG:

1. Die gehackten Walnüsse und Rote-Bete-Würfel in eine Schüssel geben.
2. Olivenöl, Honig, Zitronensaft, Salz und Pfeffer in einer anderen Schüssel vermischen. Als nächstes gießen Sie die Dressingmischung über die Rote-Bete-Walnuss-Mischung und achten darauf, dass alles gründlich vermischt wird.
3. Den Schnittlauch auf den Salat legen und sofort servieren.

Kalorien: 180 kcal | Proteine: 4 g | Kohlenstoffhydrate: 16 g | Fett: 10 g | Faser: 3 g

36. Brokkoli-Blumenkohl-Salat

Zubereitungszeit: 10 Minuten | Kochzeit: 5 Minuten | Portionen: 4 Personen

ELEMENTE:

- Die Röschen von 1 Brokkoli
- Die Röschen von 1 Blumenkohl
- 1 rote Paprika, entkernt und in Streifen geschnitten
- Olivenöl, zwei Esslöffel
- Saft einer Zitrone
- Der Honig entspricht einem Teelöffel
- Salz und Pfeffer nach Geschmack

VORBEREITUNG:

1. Brokkoli und Blumenkohl in kochendem Wasser 5 Minuten lang blanchieren. Nach dem Abtropfen abkühlen lassen.
2. Rote Paprika, Brokkoli und Blumenkohl sollten in einer Schüssel vermischt werden.
3. Salz, Pfeffer, Honig, Olivenöl und Zitronensaft sollten miteinander vermischt werden. Kühlen Sie das Gericht vor dem Servieren mindestens 30 Minuten lang.

Kalorien: 120 kcal | Proteine: 3 g | Kohlenstoffhydrate: 15 g | Fett: 5 g | Faser: 3 g

37. Sauerkraut mit Karotten

Zubereitungszeit: 5 Minuten | Kochzeit: 15 Minuten | Portionen: 4 Personen

ELEMENTE:

- 500 g Sauerkraut
- 2 Karotten, grob geraspelt
- Eine Zwiebel fein hacken
- 2 Esslöffel Olivenöl
- Ein EL Kreuzkümmel
- Ein EL Paprika
- Salz und Pfeffer nach Geschmack

VORBEREITUNG:

1. Zwiebeln in Öl bei mittlerer Hitze weich kochen.
2. Geben Sie die Karotten in die Pfanne und kochen Sie sie nach 5 Minuten Anbraten weiter.
3. Anschließend Sauerkraut, Kreuzkümmel, Paprika, Salz und Pfeffer unterrühren und darauf achten, dass alle Zutaten vollständig vermischt sind.
4. Das Sauerkraut etwa 15 Minuten köcheln lassen, bis es durchgewärmt ist.

Kalorien: 110 kcal | Proteine: 4 g | Kohlenstoffhydrate: 12 g | Fett: 8 g | Faser: 6 g

38. Kartoffelgratin

Zubereitungszeit: 15 Minuten | Kochzeit: 1 Stunde | Portionen: 4 Personen

ELEMENTE:

- 1 kg Kartoffeln in Scheiben schneiden und schälen
- 200 ml Sahne, 100 ml Milch,
- 2 Knoblauchscheiben fein gehackt
- 100 g geriebener Käse (z.B. Emmentaler)
- Salz und Pfeffer nach Geschmack
- Muskatnuss nach Geschmack

VORBEREITUNG:

1. Die Temperatur sollte auf 180°C eingestellt werden.
2. Machen Sie eine Auflaufform, indem Sie Kartoffelscheiben schichten.
3. Mit einem Mixer Sahne, Milch, Knoblauch, Pfeffer, Salz und Muskatnuss mit den Kartoffeln vermischen.
4. Die Kartoffeln können eine Stunde lang im vorgeheizten Ofen mit geriebenem Käse darüber gebacken werden, bis sie zart und goldbraun sind.

Kalorien: 400 kcal | Proteine: 10 g | Kohlenstoffhydrate: 40 g | Fett: 20 g | Faser: 4 g

39. Rosenkohl mit Speck

Zubereitungszeit: 10 Minuten | Kochzeit: 15 Minuten | Portionen: 4 Personen

ELEMENTE:

- 500 g Rosenkohl, geputzt und halbiert
- 100 g Speck, gewürfelt
- 1 Zwiebel, fein gehackt
- 2 Esslöffel Butter
- Salz und Pfeffer nach Geschmack

VORBEREITUNG:

1. Rosenkohl in kochendem Wasser etwa 10 Minuten kochen. Fünf Minuten kochen lassen. Nach dem Abtropfen beiseite stellen.
2. Den Speck bei mittlerer Hitze knusprig braten.   Zwiebeln sollten nach 2 Minuten Anbraten weich sein.
3. Die Suppe wird zusätzlich mit Sahne und Püree mit Salz und Pfeffer gewürzt. Zum Gericht wird frisch geschnittener Schnittlauch serviert.
4. Ungefähr 5 Minuten später sollte der Rosenkohl zart und leicht gebräunt sein.

Kalorien: 180 kcal | Proteine: 6 g | Kohlenstoffhydrate: 12 g | Fett: 9 g | Faser: 6 g

40. Gebratene Pilze mit Kräutern

Zubereitungszeit: 10 Minuten | Kochzeit: 10 Minuten | Portionen: 4 Personen

ELEMENTE:

- 500 g einer Pilzmischung, darunter Shiitake-Pilze, Pfifferlinge und Champignons, sollten in Scheiben geschnitten werden.
- zwei Teelöffel Olivenöl
- Zwei Knoblauchzehen sollten fein gehackt werden, bevor sie mit den geschnittenen Pilzen in die Pfanne gegeben werden.
- Fügen Sie 2 Teelöffel frische Kräuter wie Rosmarin, Thymian oder Petersilie hinzu.
- Geben Sie je nach Geschmack Salz und Pfeffer in das Gericht.

VORBEREITUNG:

1. Der Knoblauch sollte in Olivenöl angebraten werden, bis er duftet.
2. Pilze bei mittlerer Hitze kochen, bis sie weich und flüssig sind.
   Mischen Sie die frischen Kräuter, Salz und Pfeffer.
3. Die Pilze anbraten und als Beilage servieren.

Kalorien: 90 kcal | Proteine: 3 g | Kohlenstoffhydrate: 7 g | Fett: 7 g | Faser: 2 g

41. Kartoffelsuppe

Zubereitungszeit: 15 Minuten | Kochzeit: 30 Minuten | Portionen: 4 Personen

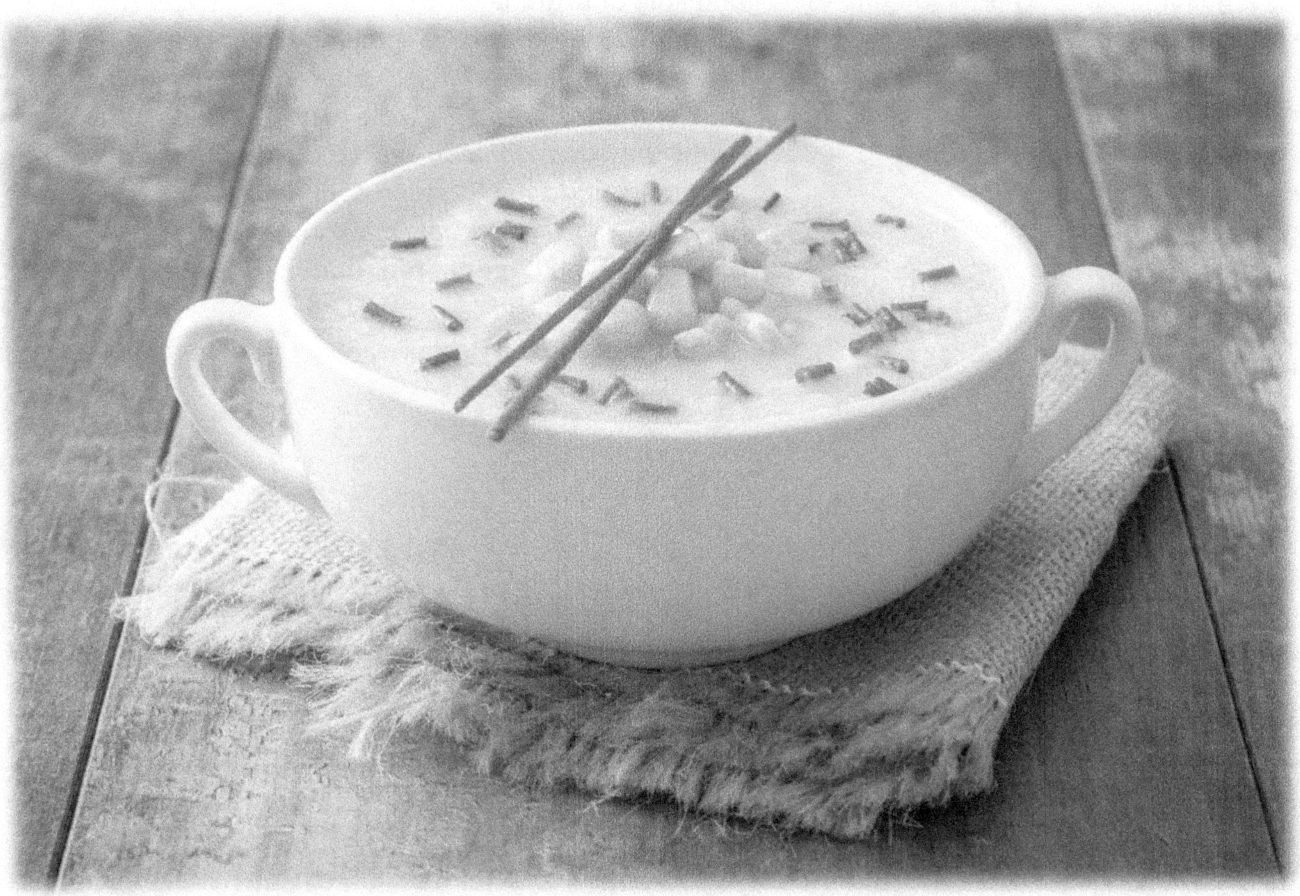

ELEMENTE:

- 500 g Kartoffeln, geschält und gewürfelt
- Zwei Karotten, zwei Selleriestangen und eine Zwiebel würfeln.
- 1 Knoblauchzehe hacken.
- Es sollte 1 Liter Gemüsebrühe zubereitet werden.
- 100 ml Sahne sollten fertig sein.
- Geben Sie je nach Geschmack Salz und Pfeffer in das Gericht.
- Frischer Schnittlauch ist eine schöne Beilage.

VORBEREITUNG:

1. Öl und Zwiebeln sollten zusammen in einem großen Topf angebraten werden.
2. Die Gemüsebrühe über die Kartoffeln gießen. Nach 30 Minuten Kochen sollten die Kartoffeln weich sein.
3. Use cream, purée, salt, and pepper to season the soup. Garnish with freshly chopped chives while serving.

Kalorien: 250 kcal | Proteine: 5 g | Kohlenstoffhydrate: 40 g | Fett: 8 g | Faser: 5 g

42. Rindfleischsuppe

Zubereitungszeit: 15 Minuten | Kochzeit: 2 Stunden | Portionen: 4 Personen

ELEMENTE:

- 500g gewürfeltes Rindfleisch
- 2 geschnittene Karotten
- 2 geschnittene Selleriestangen
- 1 gehackte Zwiebel
- 2 gehackte Knoblauchzehen
- Ein Lorbeerblatt,
- Ein Esslöffel Pfefferkörner,
- Ein Esslöffel Salz
- Ein Liter Rinderbrühe
- Frische Petersilie zum Garnieren

VORBEREITUNG:

1. Das Rindfleisch mit ein paar Esslöffeln Öl anbraten.
2. Karotten, Sellerie, Zwiebeln und Knoblauch vermischen und kurz anbraten.
3. Salz und Rinderbrühe sollten zusammen mit dem Lorbeerblatt und den Pfefferkörnern hinzugefügt werden.Reduzieren Sie die Hitze, wenn die Suppe kocht.Um das Fleisch zart zu machen, die Suppe abdecken und zwei Stunden köcheln lassen.
4. Pfefferkörner und Lorbeerblatt sollten entfernt werden.
5. Die Suppe heiß servieren und mit frischer Petersilie garnieren.

Kalorien: 250 kcal | Proteine: 30 g | Kohlenstoffhydrate: 8 g | Fett: 10 g | Faser: 3 g

43. Linsensuppe

Zubereitungszeit: 10 Minuten | Kochzeit: 40 Minuten | Portionen: 4 Personen

ELEMENTE:

- 250 g grüne Linsen, gewaschen
- 1 Zwiebel, gewürfelt
- 2 Karotten, gewürfelt
- 2 Selleriestangen, gewürfelt
- 2 Knoblauchzehen, gehackt
- 1 Liter Gemüsebrühe
- Olivenöl, zwei Esslöffel
- Zur Dekoration frischen Koriander und 1 EL Kreuzkümmel hinzufügen

VORBEREITUNG:

1. Zwiebeln, Karotten, Sellerie und Knoblauch sollten in einem Topf in Olivenöl angebraten werden.
2. Die Gemüsebrühe über die Linsen gießen.
3. Nach 40 Minuten Köcheln sollten die Linsen weich sein.
4. Zum Würzen Kreuzkümmel, Pfeffer und Salz hinzufügen.
5. Als Garnitur frischen Koriander zum Gericht geben.

Kalorien: 220 kcal | Proteine: 9 g | Kohlenstoffhydrate: 30 g | Fett: 6 g | Faser: 17 g

44. Kohlsuppe

Zubereitungszeit: 15 Minuten | Kochzeit: 40 Minuten | Portionen: 4 Personen

ELEMENTE:

- 1 kleiner Weißkohl, in Streifen geschnitten
- 2 Karotten, Gestreamt
- 2 Kartoffeln, Gestreamt
- Ein Zwiebel, Gestreamt
- 2 Knoblauchzehen, gehackt
- 1 Liter Gemüsebrühe
- 2 EL Olivenöl
- 1 TL Kümmel
- Salz und Pfeffer nach Geschmack

VORBEREITUNG

1. Zwiebeln und Knoblauch werden Alles auf einmal großen Topf mit heißem Olivenöl angebraten.
2. Die Gemüsebrühe über die Karotten, Kartoffeln und den Weißkohl gießen. Das Gemüse sollte nach 40 Minuten kochendem Kochen weich sein.
3. Streuen Sie nach der Zubereitung des Gerichts eine Prise Kreuzkümmel über die Zutaten und verleihen Sie ihm eine warme und aromatische Note.
4. Würzen Sie das Gericht mit Salz und Pfeffer, um den Geschmack zu verstärken. Kurz vor dem Servieren das Gericht mit frischem Dill garnieren, der für eine erfrischende und kräuterige Note sorgt.
5. Fügen Sie dem Gericht frischen Dill hinzu, um seinen Geschmack und sein Aroma zu verstärken.

Kalorien: 120 kcal | Proteine: 3 g | Kohlenstoffhydrate: 20 g | Fett: 4 g | Faser: 7 g

45. Kürbissuppe

Zubereitungszeit: 10 Minuten | Kochzeit: 30 Minuten | Portionen: 4 Personen

ELEMENTE:

- 500 g Kürbis, gewürfelt
- 1 Zwiebel, gewürfelt
- 2 Karotten, gewürfelt
- 2 Kartoffeln, gewürfelt
- 1 Liter Gemüsebrühe
- 2 EL Olivenöl
- 1 TL Kurkuma
- Salz und Pfeffer nach Geschmack
- Kürbiskerne zum Garnieren

VORBEREITUNG:

1. Die Zwiebel im Olivenöl Alles auf einmal großen Pfanne anbraten.Die Karotten, Kartoffeln und Kürbiswürfel hinzufügen und mit Gemüsebrühe aufgießen
2. Lassen Sie das Gemüse 30 Minuten bei schwacher Hitze köcheln, bis es weich ist.
3. Das Gemüse wird während dieses sanften Köchelvorgangs sanft und gleichmäßig gegart und erhält so eine weiche Textur, die seinen Geschmack ergänzt. Überprüfen Sie das Gemüse gelegentlich, um sicherzustellen, dass es nicht zu stark oder zu wenig gegart ist, und passen Sie die Garzeit nach Bedarf an.
4. Das Gemüse wird für die Verwendung in Ihrer Mahlzeit zubereitet, sobald es die erforderliche Weichheit erreicht hat
5. Mit Kürbiskernen darüber servieren.

Kalorien: 150 kcal | Proteine: 3 g | Kohlenstoffhydrate: 25 g | Fett: 6 g | Faser: 2 g

46. Grünkohlsuppe mit weißen Bohnen

Zubereitungszeit: 15 Minuten | Kochzeit: 40 Minuten | Portionen: 4 Personen

ELEMENTE:

- 1 Grünkohl, in Streifen geschnitten
- 200 g weiße Bohnen, vorgekocht
- 1 Zwiebel, gehackt
- 2 Karotten, in Würfel geschnitten
- 2 Selleriestangen, in Würfel geschnitten
- 2 Knoblauchzehen, gehackt
- 1 Liter Gemüsebrühe
- 2 Esslöffel Olivenöl
- Salz und Pfeffer nach Geschmack
- Frischer Thymian zum Garnieren

VORBEREITUNG:

1. Zwiebeln, Karotten, Sellerie und Knoblauch sollten zusammen im Olivenöl weich angebraten werden.
2. Wenn der Grünkohl leicht zusammengefallen ist, geben Sie ihn in den Topf und braten Sie ihn kurz an.
3. Salz und Gemüsebrühe sollten aufgekocht werden.
4. Bei schwacher Hitze sollte der Grünkohl 30 Minuten lang einweichen.
5. Die weißen Bohnen weitere zehn Minuten kochen lassen.
6. Mit Salz, Pfeffer und Thymian garnieren.
7. Die Suppe servieren und genießen.

Kalorien: 250 kcal | Proteine: 10 g | Kohlenstoffhydrate: 35 g | Fett: 8 g | Faser: 11 g

47. Rote-Bete-Suppe

Zubereitungszeit: 15 Minuten | Kochzeit: 40 Minuten | Portionen: 4 Personen

ELEMENTE:

- 4 Rote Beten, geschält und gewürfelt
- 1 Zwiebel, gehackt
- 2 Karotten, gewürfelt
- 2 Selleriestangen, gewürfelt
- 2 Knoblauchzehen, gehackt
- 1 Liter Gemüsebrühe
- 2 Esslöffel Olivenöl
- Saft einer Zitrone
- Salz und Pfeffer nach Geschmack
- Frische Petersilie zum Garnieren

VORBEREITUNG:

1. Zwiebeln, Karotten, Sellerie und Knoblauch sollten zusammen im Olivenöl weich angebraten werden.
2. Die Rüben im Öl kurz anbraten.
3. Salz und Gemüsebrühe sollten aufgekocht werden.
4. Nach 30 Minuten Köcheln sollten die Rüben weich sein.
5. Machen Sie die Suppe cremig, indem Sie sie pürieren.
6. Zum Würzen Salz und Zitronensaft hinzufügen. Geben Sie die Suppe in eine Schüssel und geben Sie frische Petersilie darüber.

Kalorien: 180 kcal | Proteine: 4 g | Kohlenstoffhydrate: 25 g | Fett: 6 g | Faser: 6 g

48. Hühnersuppe

Zubereitungszeit: 15 Minuten | Kochzeit: 1 Stunde | Portionen: 4 Personen

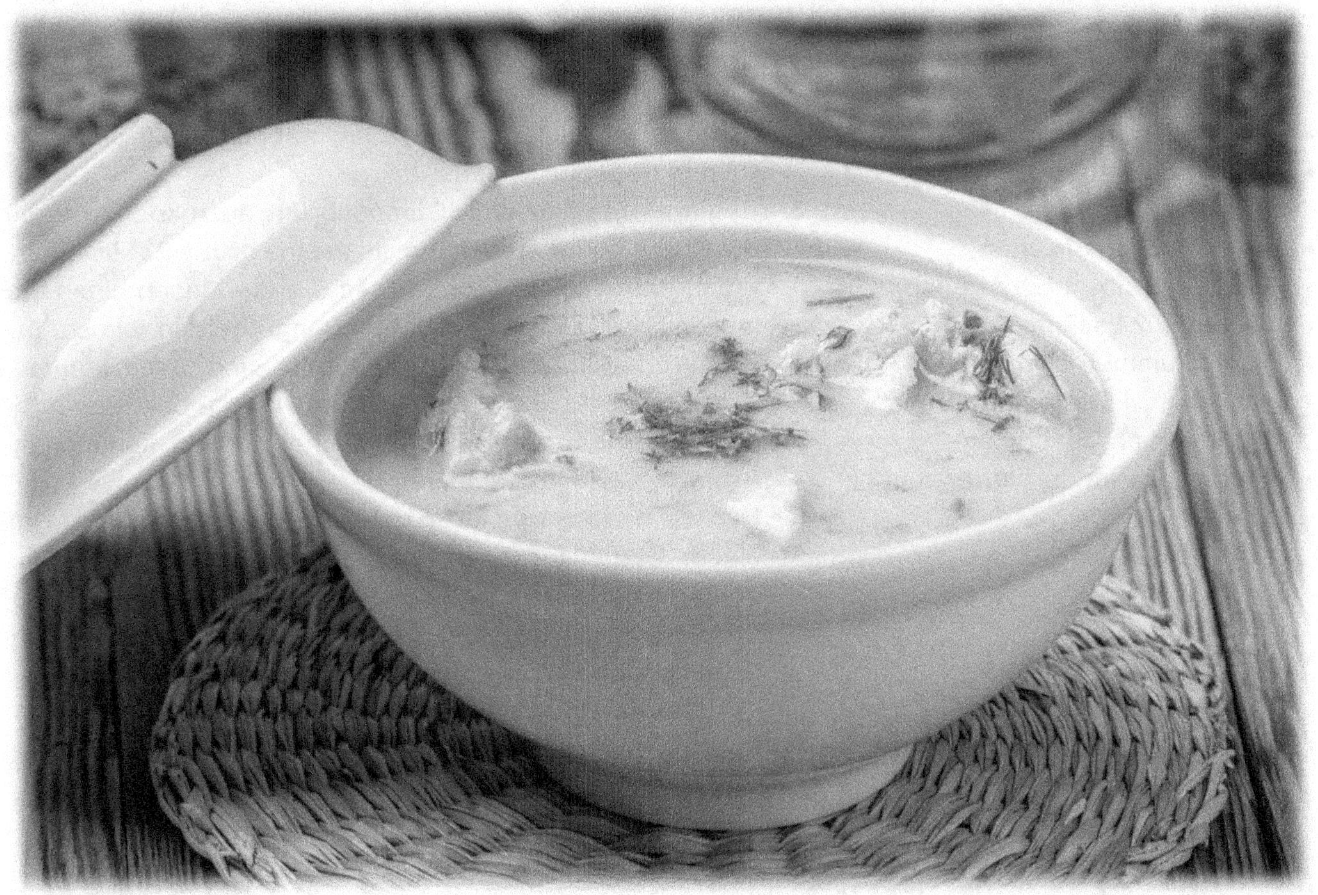

ELEMENTE:

- 1 Hähnchen, in Stücke geschnitten
- 2 Karotten, in Scheiben geschnitten
- 2 Selleriestangen, in Scheiben geschnitten
- 1 Zwiebel, gehackt
- 2 Knoblauchzehen, gehackt
- 1 Liter Hühnerbrühe
- 2 Esslöffel Olivenöl
- Salz und Pfeffer nach Geschmack
- Frische Petersilie zum Garnieren

VORBEREITUNG:

1. Das Olivenöl in einem Topf erhitzen und das Hähnchen darin anbraten, bis es braun ist.
2. Zwiebeln und Knoblauch sollten in einer Pfanne angebraten werden.
3. Kochen Sie gleichzeitig Karotten, Sellerie und Hühnerbrühe in einem separaten Topf.
4. Sobald das Hähnchen gar ist, die Suppe noch eine weitere Stunde köcheln lassen.
5. Schneiden Sie das Huhn in Stücke, nachdem Sie den Knochen aus der Suppe entfernt haben.
6. Die Suppe pürieren, bis sie cremig ist. Fügen Sie das Huhn erneut hinzu.
7. Frische Petersilie darüberstreuen und würzen.
8. Sie können die Suppe servieren und essen.

Kalorien: 280 kcal | Proteine: 32 g | Kohlenstoffhydrate: 12 g | Fett: 15 g | Faser: 3 g

49. Linsensuppe mit Gemüse

Zubereitungszeit: 10 Minuten | Kochzeit: 40 Minuten | Portionen: 4 Personen

ELEMENTE:

- 200 g grüne oder braune Linsen, gewaschen
- 2 Karotten, gewürfelt
- 2 Selleriestangen, gewürfelt
- 1 Zwiebel, gehackt
- Zwei Knoblauchzehen,
- Gemüsebrühe 1 Liter gehackt
- Olivenöl, 2 Esslöffel
- Kreuzkümmel, 1 Teelöffel
- Kurkuma, 1 TeelöffelSalz und Pfeffer nach Geschmack
- Frische Korianderblätter zum Garnieren

VORBEREITUNG:

1. Zwiebeln, Karotten, Sellerie und Knoblauch sollten zusammen im Olivenöl weich angebraten werden
2. Braten Sie die Linsen kurz an, nachdem Sie sie in die Pfanne gegeben haben.
3. Beginnen Sie damit, die Gemüsebrühe aufzukochen. Wenn die Brühe kocht, geben Sie sie in eine große Schüssel.
4. Wenn das Wasser kocht, fügen Sie die Linsen hinzu und lassen Sie sie etwa 30 Minuten lang köcheln, bis sie gar sind.Wenn die Linsen fertig gekocht sind, Kreuzkümmel, Kurkuma, Salz und Pfeffer in die Brühe geben. Wenn Sie die Suppe noch zehn Minuten köcheln lassen, kommen die Aromen besser zusammen.
5. Nachdem die Suppe fertig gekocht ist, pürieren Sie sie mit einem Stabmixer oder Pürierstab, bis eine glatte und cremige Konsistenz entsteht.
6. Dank der reichhaltigen und cremigen Konsistenz ist Ihre Linsensuppe jetzt zum Genießen bereit.Mit frischen Korianderblättern garnieren und servieren.

Kalorien: 220 kcal | Proteine: 10 g | Kohlenstoffhydrate: 30 g | Fett: 6 g | Faser: 6 g

50. Tomatensuppe mit Basilikum

Zubereitungszeit: 10 Minuten | Kochzeit: 20 Minuten | Portionen: 4 Personen

ELEMENTE:

- Tomaten, 500 Gramm
- Eine Zwiebel, gewürfelt
- 2 Knoblauchzehen, gehackt
- Gemüsebrühe, gehackt 500 ml2 Esslöffel Olivenöl
- Ein Teelöffel getrocknetes Basilikum
- Salz und Pfeffer nach Geschmack
- Frische Basilikumblätter

VORBEREITUNG:

1. Machen Sie die Zwiebel weich, indem Sie sie in Olivenöl anbraten.
2. Die gewürfelten Tomaten kurz anbraten.
3. Die Gemüsebrühe sollte mit dem getrockneten Basilikum in einem Topf aufgekocht werden.
4. Halten Sie die Suppe während der letzten 15–20 Minuten des Kochens auf einer niedrigen Temperatur.
5. Machen Sie die Suppe cremig, indem Sie sie pürieren.
6. Nach dem Würzen mit Salz und Pfeffer frische Basilikumblätter als Garnitur hinzufügen.
7. Sie können die Suppe servieren und essen.

Kalorien: 160 kcal | Proteine: 2 g | Kohlenstoffhydrate: 18 g | Fett: 9 g | Faser: 4 g

51. Erbsensuppe mit Schinken

Zubereitungszeit: 10 Minuten | Kochzeit: 30 Minuten | Portionen: 4 Personen

ELEMENTE:

- 300 g grüne Erbsen, gefroren
- 100 g Schinkenwürfel
- 1 Zwiebel, gehackt
- 2 Karotten, gewürfelt
- 1 Kartoffel, gewürfelt
- Gemüsebrühe, 1 Liter
- Olivenöl, 2 Esslöffel
- Kreuzkümmel, 1 Teelöffel
- Salz und Pfeffer nach Geschmack
- Frische Petersilie zum Garnieren

VORBEREITUNG:

1. Machen Sie die Zwiebel weich, indem Sie sie in Olivenöl anbraten.
2. Die Schinkenwürfel einige Sekunden anbraten.
3. Nach Zugabe der Gemüsebrühe sollten Karotten, Kartoffeln und Erbsen in den Topf gegeben werden.
4. Zum Kochen der Mischung wird geringe Hitze verwendet.
5. Das Gemüse sollte nach 25 bis 30 Minuten Kochen der Suppe weich sein.
6. Nach Zugabe des Kreuzkümmels sollte die Suppe cremig püriert werden.
7. Als Garnitur frische Petersilie hinzufügen

Kalorien: 250 kcal | Proteine: 12 g | Kohlenstoffhydrate: 25 g | Fett: 11 g | Faser: 6 g

52. Rote-Linsen-Suppe

Zubereitungszeit: 10 Minuten | Kochzeit: 25 Minuten | Portionen: 4 Personen

ELEMENTE:

- Rote Linsen mit einem Gewicht von 200 Gramm
- Eine Zwiebel,
- Zwei Karotten, gehackt
- Sellerie 2 Stangen gewürfelt,
- Eine Knoblauchzehe gewürfelt,
- Gemüsebrühe 1 Liter gehackt
- Olivenöl, zwei Esslöffel
- Kurkuma, 1 TeelöffelSalz und Pfeffer nach Geschmack
- Frische Korianderblätter zum Garnieren

VORBEREITUNG:

1. Olivenöl wird zum Anbraten von Zwiebeln und Knoblauch verwendet.
2. Karotten, Sellerie und rote Linsen einige Minuten anbraten.
3. Gemüsebrühe und Kurkuma zusammen aufkochenBis die Linsen weich sind, die Hitze reduzieren und die Suppe 20–25 Minuten köcheln lassen.
4. Machen Sie die Suppe cremig, indem Sie sie pürieren.
5. Mit frischen Korianderblättern und Salz und Pfeffer nach Geschmack garnieren.
6. Die Suppe servieren und genießen.

Kalorien: 300 kcal | Proteine: 8 g | Kohlenstoffhydrate: 45 g | Fett: 10 g | Faser: 10 g

53. Sauerkrautsuppe mit Bratwurst

Zubereitungszeit: 10 Minuten | Kochzeit: 30 Minuten | Portionen: 4 Personen

ELEMENTE:

- 500 g Sauerkraut, abgetropft
- 4 Bratwürste
- 1 Zwiebel, gehackt
- Karotten, zwei
- 1 Liter Gemüsebrühe, gewürfelt
- Olivenöl, zwei Esslöffel1 Teelöffel Kümmel
- Salz und Pfeffer
- Frische Petersilie zum Garnieren

VORBEREITUNG:

1. Olivenöl wird zum Anbraten von Zwiebeln und Knoblauch verwendet.
2. Die Würste sollten in einer Bratpfanne von beiden Seiten gebräunt werden. Legen Sie sie nach dem Kochen beiseite.
3. Die Karotten, Kartoffeln und das Sauerkraut sollten in einer kleinen Pfanne in Öl sanft angebraten werden, bis sie anfangen, weich zu werden.
4. Kreuzkümmel und Gemüsebrühe zusammen zum Kochen bringen.
5. Reduzieren Sie die Hitze, wenn das Gemüse gar ist, und lassen Sie die Suppe 25 bis 30 Minuten köcheln.
6. Der Suppe werden Wurstscheiben hinzugefügt. Sie sollten einige Minuten köcheln.
7. Garnieren Sie die Suppe mit frischer Petersilie für zusätzlichen Geschmack und Frische.
8. Die Suppe servieren und genießen.

Kalorien: 350 kcal | Proteine: 20 g | Kohlenstoffhydrate: g 18 | Fett: 9 g | Faser: 8 g

54. Blumenkohlsuppe

Zubereitungszeit: 10 Minuten | Kochzeit: 20 Minuten | Portionen: 4 Personen

ELEMENTE:

- 1 Blumenkohl, in Röschen zerteilt
- 1 Zwiebel, gehackt
- Zwei Knoblauchzehen,
- Gemüsebrühe 1 Liter gehackt
- 200 ml Kokosmilch
- 2 Esslöffel Olivenöl
- 1 Teelöffel Kurkuma
- Salz und Pfeffer
- Frische Petersilie zum Garnieren

VORBEREITUNG:

1. Zwiebeln und Knoblauch in Olivenöl anbraten, bis sie weich sind.
2. Blumenkohlröschen sollten einige Minuten gebraten werden.
3. Kochen Sie Kurkuma und Gemüsebrühe zusammen. Lassen Sie die Suppe 15 bis 20 Minuten kochen, bis der Blumenkohl weich ist.Die Suppe pürieren, bis sie cremig ist.
4. Gießen Sie die Kokosmilch in die Schüssel und verrühren Sie alles.
5. Mit frischer Petersilie sowie Salz und Pfeffer garnieren.

Kalorien: 220 kcal | Proteine: 6 g | Kohlenstoffhydrate: 17 g | Fett: 16 g | Faser: 5 g

55. Gemischte Getreidesuppe mit Gemüse

Zubereitungszeit: 15 Minuten | Kochzeit: 40 Minuten | Portionen: 4

ELEMENTE:

- 100 g gemischte Getreide (z.B. Haferflocken, Gerste, Quinoa)
- Eine Zwiebel,
- Zwei Karotten hacken,
- 2 Selleriestangen, gewürfelt1 Knoblauchzehe, gehackt
- Olivenöl, 1 Esslöffel
- Gemüsebrühe, 1 Liter1 Lorbeerblatt
- Salz und Pfeffer
- Frische Petersilie zum Garnieren

VORBEREITUNG:

1. Das gemischte Getreide gründlich abspülen und abtropfen lassen. Zwiebeln, Karotten, Sellerie und Knoblauch in einem großen Topf mit Olivenöl anbraten, bis sie duften und leicht weich werden. Dann das abgetropfte Getreide hinzugeben und gut umrühren.
2. Die Gemüsebrühe in einem separaten Topf zum Kochen bringen und ein Lorbeerblatt hinzufügen. Die Hitze reduzieren, den Topf abdecken und das Getreide etwa 40 Minuten lang kochen lassen, bis es gar ist.
3. Durch das geringe Feuer und das abgedeckte Garen wird das Getreide zart und nimmt die Aromen der Brühe auf. Gelegentlich umrühren, um ein Anhaften zu verhindern und ein gleichmäßiges Garen zu gewährleisten.
4. Das Lorbeerblatt entfernen, die Suppe mit Salz und Pfeffer abschmecken. Mit frischer Petersilie garnieren und in Schüsseln servieren.

Kalorien: 225 kcal | Proteine: 6 g | Kohlenstoffhydrate: 37 g | Fett: 5 g | Faser: 7 g

56. Süßkartoffel-Ingwer-Suppe

Zubereitungszeit: 10 Minuten | Kochzeit: 25 Minuten | Portionen: 4

ELEMENTE:

- 2 große Süßkartoffeln, geschält und gewürfelt
- Eine Zwiebel,
- 2 Knoblauchzehen gehackt,
- 1 Esslöffel geriebener Ingwer, gehackt1 EL Olivenöl
- 1 Liter Gemüsebrühe
- Salz und Pfeffer
- Koriander zum Garnieren

VORBEREITUNG:

1. Zwiebeln, Knoblauch und Ingwer sollten in Olivenöl angebraten werden, bis sie duften.
2. Die Süßkartoffeln eine Minute lang anbraten.
3. Erhitzen Sie zunächst die Gemüsebrühe in einem Topf zum Kochen.
4. 20 bis 25 Minuten lang oder bis die Süßkartoffeln weich sind, die Hitze reduzieren und die Pfanne abdecken.
5. Anschließend sollte die Suppe mit einem Mixer oder Stabmixer cremig püriert werden. Seien Sie beim Mixen heißer Flüssigkeiten vorsichtig und befolgen Sie die Sicherheitshinweise Ihres Mixers.
6. Um den Geschmack der Suppe nach dem Mischen zu verbessern, würzen Sie sie mit Salz und Pfeffer.
7. Servieren Sie die Suppe abschließend in Schüsseln, damit jeder ihre herzhaften Aromen genießen kann.

Kalorien: 200 kcal | Proteine: 4 g | Kohlenstoffhydrate: 35 g | Fett: 5 g | Faser: 6 g

57. Quinoa-Gemüsesuppe

Zubereitungszeit: 15 Minuten | Kochzeit: 30 Minuten | Portionen: 4

ELEMENTE:

- Eine Zwiebel,
- Zwei Karotten, gehackt
- 2 Selleriestangen, gewürfelt
- 2 Knoblauchzehen gewürfelt,
- Olivenöl, 1 Esslöffel
- Gemüsebrühe, 1 Liter
- Tomaten, gehackt
- Eine halbe Tasse Quinoa
- Basilikumblätter, 1 EL
- Oregano, 1 TL
- Salz und Pfeffer
- Frische Petersilie

VORBEREITUNG:

1. Das Gemüse wurde in einem großen Topf in Olivenöl angebraten, bis es weich war.
2. Gemüsebrühe, gehackte Tomaten, Quinoa, Basilikum und Oregano zum Kochen bringen.Die Hitze reduzieren und die Suppe abgedeckt etwa 20-30 Minuten köcheln lassen, bis die Quinoa gar ist. Geben Sie je nach Geschmack eine Prise Pfeffer und Salz in die Suppe und passen Sie dann die Mengen an.
3. Um die Präsentation und den Geschmack zu verbessern, garnieren Sie die Suppe mit frischer Petersilie. Servieren Sie die schön garnierte Suppe in Schüsseln und genießen Sie sie.

Kalorien: 200 kcal | Proteine: 6 g | Kohlenstoffhydrate: 30 g | Fett: 7 g | Faser: 5 g

58. Kohl- und Süßkartoffelsuppe

Zubereitungszeit: 10 Minuten | Kochzeit: 25 Minuten | Portionen: 4

ELEMENTE:

- 1 kleiner Kohlkopf, gehackt
- 2 mittelgroße Süßkartoffeln, geschält und gewürfelt
- Eine Zwiebel,
- 2 Knoblauchzehen gehackt,
- Olivenöl, 1 Esslöffel1 Liter Gemüsebrühe
- Salz und Pfeffer
- Frischer Schnittlauch

VORBEREITUNG:

1. In einer großen Pfanne Zwiebeln und Knoblauch mit Olivenöl anbraten.
2. Schneiden Sie zunächst den Kohl in kleinere Stücke und fügen Sie die gewürfelten Süßkartoffeln hinzu. Kohl und Süßkartoffeln zusammen kurz anbraten und leicht anbraten. Gekochte Gemüsebrühe sollte in einen separaten Topf gegeben werden.
3. Sobald es kocht, den gebratenen Kohl und die Süßkartoffeln in die Brühe geben
4. Das Gemüse sollte umgerührt, abgedeckt und etwa 20 Minuten lang köcheln lassen, damit es weich wird.Vor dem Servieren die Suppe nach
5. Geschmack salzen und pfeffern. Für den letzten Schliff die Suppe mit frischem Schnittlauch garnieren und in Schüsseln servieren. Genießen!

Kalorien: 200 kcal | Proteine: 4 g | Kohlenstoffhydrate: 30 g | Fett: 5 g | Faser: 6 g

59. Schwarze-Bohnen-Suppe mit Paprika und Kreuzkümmel

Zubereitungszeit: 15 Minuten | Kochzeit: 40 Minuten | Portionen: 4

ELEMENTE:

- 1 Dose schwarze Bohnen, abgespült und abgetropft
- 1 roter Paprika, gewürfelt
- 1 grüner Paprika, gewürfelt
- Eine Zwiebel,
- 2 Knoblauchzehen, gehackt
- Olivenöl, 1 Esslöffel
- Kreuzkümmel, 1 Teelöffel1 TL Paprikapulver
- 1 Liter Gemüsebrühe
- Salz und Pfeffer
- Frische Korianderblätter

VORBEREITUNG:

1. Zwiebel und Knoblauch in Olivenöl anbraten, bis sie weich sind.
2. Kreuzkümmel und Paprikapulver gut unter die Mischung rühren.
3. Sobald die Bohnen abgetropft sind, die Gemüsebrühe zum Kochen hinzufügen. Reduzieren Sie während der letzten 30–40 Minuten des Köchelns die Hitze und decken Sie die Pfanne ab, damit sich die Aromen vermischen können.
4. Frische Korianderblätter können über die Suppe garniert werden.

Kalorien: 200 kcal | Proteine: 8 g | Kohlenstoffhydrate: 30 g | Fett: 5 g | Faser: 10 g

60. Tomatensuppe mit Vollkornreis

Zubereitungszeit: 15 Minuten | Kochzeit: 40 Minuten | Portionen: 4

ELEMENTE:

- 500 g reife Tomaten
- 1 Zwiebel
- 2 Knoblauchzehen
- 1 Möhre
- 1 Selleriestange
- 100 g Vollkornreis
- 1 Liter Gemüsebrühe
- Olivenöl, 2 Esslöffel
- Salz und Pfeffer nach Geschmack
- Frische Kräuter zum Garnieren (z.B. Petersilie oder Basilikum)

VORBEREITUNG:

1. Tomaten überbrühen, enthäuten und grob hacken.
2. Zwiebeln, Knoblauch, Karotten und Sellerie schälen und fein hacken.
3. Zwiebeln, Knoblauch, Karotten und Sellerie in einem großen Topf mit Olivenöl leicht bräunen. Die gehackten Tomaten kurz mitbraten.
4. Vollkornreis in den Topf geben und mit Gemüsebrühe aufgießen.
5. Suppe etwa 30 Minuten köcheln lassen, bis der Reis gar ist und die Aromen verschmelzen. Mit einem Stabmixer pürieren, bis eine homogene Masse entsteht.
6. Bei Bedarf mehr Gemüsebrühe hinzufügen, um die gewünschte Konsistenz zu erreichen. Mit Salz und Pfeffer abschmecken. Die Tomatensuppe mit Vollkornreis in Schüsseln servieren und mit frischen Kräutern garnieren.

Kalorien: 300 kcal | Proteine: 8 g | Kohlenstoffhydrate: 50 g | Fett: 5 g | Faser: 10 g

61. Gegrillter Lachs mit Zitrussoße

Zubereitungszeit: 15 Minuten | Kochzeit: 10 Minuten | Portionen: 4

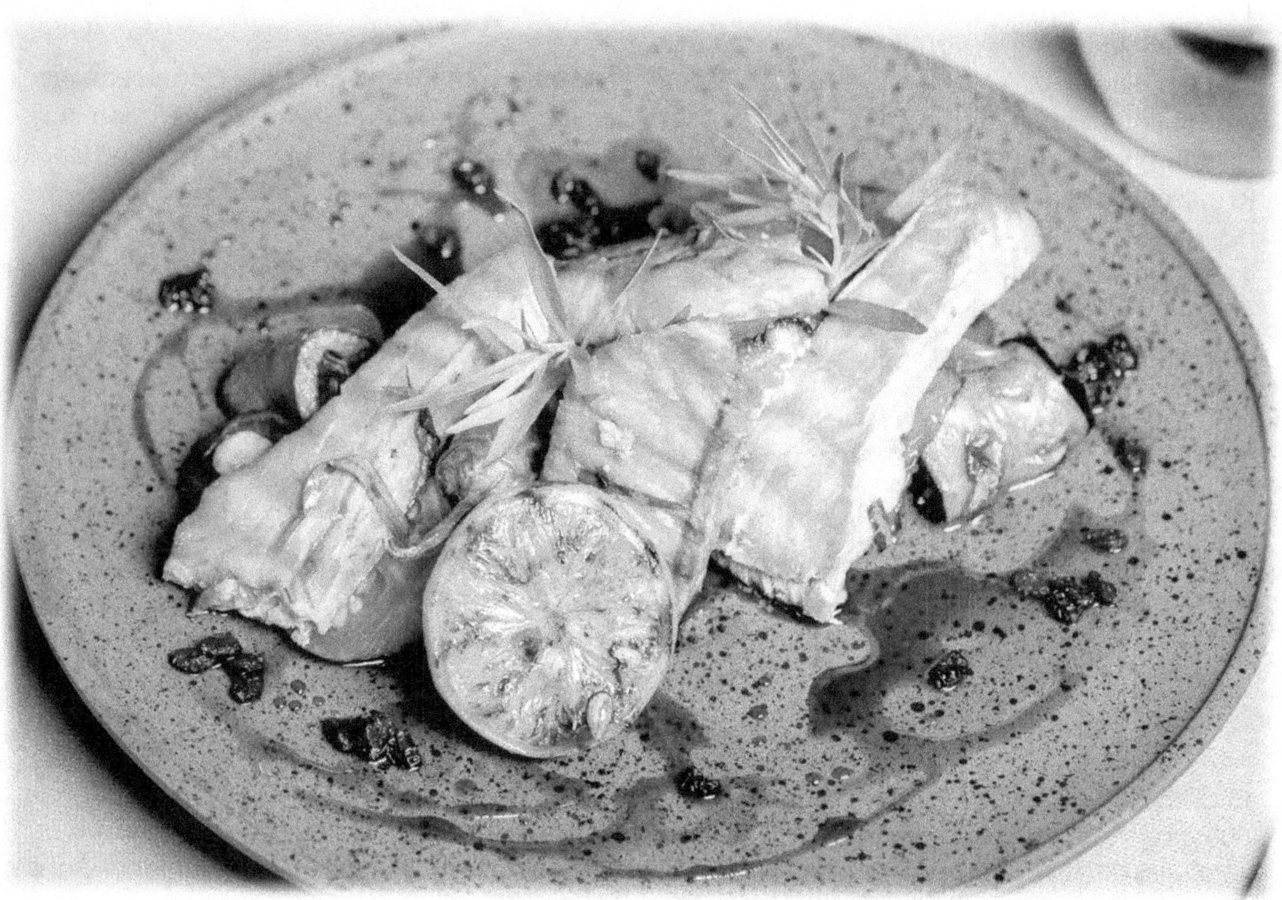

ELEMENTE:

- Lachsfilets, 4
- Der Saft einer Zitrone
- Der Saft einer Orange
- Olivenöl, 2 EsslöffelSalz und Pfeffer nach Geschmack

VORBEREITUNG:

1. Den Grill anzünden und vorheizen.
2. Die Lachsfilets mit Zitronen- und Orangensaft beträufeln und mit Olivenöl, Salz und Pfeffer marinieren.
3. Die Lachsfilets sollten auf jeder Seite etwa 10 Minuten gegart werden.
4. 4-5 Minuten grillen, bis sie eine schöne Farbe haben und durchgegart sind.
5. Mit der Zitrussauce den Lachs gegrillt servieren.

Kalorien: 400 kcal | Proteine: 30 g | Kohlenstoffhydrate: 5 g | Fett: 25 g | Faser: 1 g

62. Gebackenes Wolfsbarschfilet mit Kartoffeln und Oliven

Zubereitungszeit: 20 Minuten | Kochzeit: 25 Minuten | Portionen: 4

ELEMENTE:

- 4 Wolfsbarschfilets
- Vier mittelgroße Kartoffeln schälen und in dünne Scheiben schneiden
- Eine in Scheiben geschnittene Zitrone
- 8 grüne Oliven, entsteint und halbiert
- 2 Esslöffel Olivenöl
- Pfeffer und Salz hinzufügen

VORBEREITUNG:

1. Den Backofen auf 200 °C vorheizen.
2. Wolfsbarschfilets sollten mit Salz und Pfeffer gewürzt und auf mit Backpapier ausgelegte Backbleche gelegt werden.
3. Fischfilets sollten von Kartoffelscheiben umgeben sein.
4. Die Zitronenscheiben und Oliven darüber verteilen.
5. Der Fisch und die Kartoffeln sollten nach 20-25 Minuten im vorgeheizten Backofen gar und goldbraun sein.
6. Das gebackene Wolfsbarschfilet mit Kartoffeln und Oliven servieren.

Kalorien: 400 kcal | Proteine: 30 g | Kohlenstoffhydrate: 40 g | Fett: 15 g | Faser: 8 g

63. Spaghetti mit Venusmuscheln

Zubereitungszeit: 10 Minuten | Kochzeit: 15 Minuten | Portionen: 4

ELEMENTE:

- 400 g Spaghetti
- 500 g Venusmuscheln
- 4 Knoblauchzehen fein hacken
- 1 kleine Chilischote entkernen und fein hacken4 Esslöffel Olivenöl
- 100 ml trockener Weißwein
- Salz und Pfeffer nach Geschmack
- Frische Petersilie, gehackt

VORBEREITUNG:

1. Die Venusmuscheln gründlich unter kaltem Wasser abspülen, um Sandreste zu entfernen.
2. Befolgen Sie die Anweisungen auf der Packung, um die Spaghetti al dente zuzubereiten.
3. Knoblauch und Chili sollten im Olivenöl angebraten werden, bis sie duften.
4. Die Muscheln sollten mit Weißwein abgelöscht werden. Die Muscheln sollten bei mittlerer bis hoher Hitze und einem Deckel auf der Pfanne so lange gegart werden, bis sie sich öffnen. Sobald die Muscheln gar sind, die gekochten Spaghetti in die Pfanne geben und gründlich vermischen, dabei darauf achten, dass die Nudeln gut mit dem Geschmack der Muscheln bedeckt sind.
5. Um den Geschmack zu verstärken, können Sie je nach persönlichem Geschmack frische Petersilie, Salz und Pfeffer hinzufügen. Gut umrühren, um die zusätzlichen Zutaten einzuarbeiten, und die Gewürze nach Belieben anpassen.Die Spaghetti alle vongole servieren.

Kalorien: 500 kcal | Proteine: 25 g | Kohlenstoffhydrate: 65 g | Fett: 15 g | Faser: 3 g

64. Gebratenes Thunfischsteak mit Sojasauce und Ingwer

Zubereitungszeit: 10 Minuten | Kochzeit: 6 Minuten | Portionen: 4

ELEMENTE:

- 4 Thunfischsteaks (je ca. 150 g)
- 4 Esslöffel Sojasauce
- 2 Esslöffel Limettensaft
- 2 Esslöffel Honig
- 2 Teelöffel geriebener frischer Ingwer
- 2 Knoblauchzehen, fein gehackt
- 2 Esslöffel Sesamöl
- Salz und Pfeffer nach Geschmack

VORBEREITUNG:

1. Thunfischsteaks mit Salz , Pfeffer würzen.
2. Sojasauce, der Saft einer Limette, Bienen-Ingwer-Honig und gehackter Knoblauch werden in einer Schüssel vermischt.
3. Die Thunfischsteaks in der Sojasauce-Marinade etwa 30 Minuten ziehen lassen.
4. Die Thunfischsteaks in Sesamöl etwa 2 Minuten anbraten. Die Außenseite sollte leicht gebräunt sein, die Innenseite sollte jedoch nach 2 bis 3 Minuten noch rosa sein.
5. Die gebratenen Thunfischsteaks mit Sojasauce und Ingwer servieren.

Kalorien: 600 kcal | Proteine: 36 g | Kohlenstoffhydrate: 18 g | Fett: 42 g | Faser: 1 g

65. Oktopus- und Kartoffelsalat

Zubereitungszeit: 20 Minuten | Kochzeit: 30 Minuten | Portionen: 4

ELEMENTE:

- 500 g Oktopus, gereinigt
- 500 g Kartoffeln, geschält und in Würfel geschnitten
- 1 Zitrone, Saft und Schale
- 2 Esslöffel Olivenöl
- 2 Knoblauchzehen, fein gehackt
- Salz und Pfeffer nach Geschmack
- Frischer Petersilie, gehackt

VORBEREITUNG:

1. Den Oktopus in einem Topf mit Wasser zum Kochen bringen und 30 Minuten kochen, bis er weich ist.
2. Die gekochten Oktopusarme in Stücke schneiden.
3. Bereiten Sie die Kartoffeln vor, indem Sie sie in einem separaten Topf in Salzwasser weich kochen.Nach dem Abtropfen abkühlen lassen.
4. In einer Rührschüssel Zitronensaft, Zitronenschale, Olivenöl, gehackten Knoblauch, Salz und Pfeffer zu einem Dressing vermischen.Tintenfisch und Kartoffeln in einer großen Schüssel vermischen.
5. Frische Petersilie kann garniert und kalt serviert werden.

Kalorien: 412 kcal | Proteine: 28 g | Kohlenstoffhydrate: 41 g | Fett: 15 g | Faser: 5 g

66. Schwertfisch auf sizilianische Art mit Tomaten und Kapern

Zubereitungszeit: 15 Minuten | Kochzeit: 20 Minuten | Portionen: 4

ELEMENTE:

- 4 Schwertfischsteaks (je ca. 150 g)
- 4 Tomaten, gewürfelt
- 2 Knoblauchzehen, fein gehackt
- 2 Esslöffel Kapern
- Olivenöl, 2 Esslöffel
- Der Saft einer ZitroneSalz und Pfeffer nach Geschmack
- Frische Basilikumblätter, gehackt

VORBEREITUNG:

1. Die Schwertfischsteaks mit Salz und Pfeffer würzen.Knoblauch sollte in Olivenöl angebraten werden, bis er duftet.
2. Die Mischung inklusive der gehackten Tomaten und Kapern etwa 5 Minuten bei mittlerer Hitze kochen. Dadurch können sich die Aromen vermischen und die Tomaten werden weicher.
3. Drücken Sie anschließend frischen Zitronensaft in die Pfanne und achten Sie darauf, dass er sich richtig verteilt.
4. Gründlich mischen, um den Zitronensaft zu integrieren und den Gesamtgeschmack der Mahlzeit zu verbessern.
5. Schwertfischsteaks sollten etwa fünf Minuten in einer Pfanne gegart werden. Achten Sie darauf, dass es auf jeder Seite 4-5 Minuten lang gleichmäßig gebraten wird.
6. Mit Basilikumblättern als Garnitur servieren.

Kalorien: 365 kcal | Proteine: 32 g | Kohlenstoffhydrate: 8 g | Fett: 23 g | Faser: 2 g

67. Meeresfrüchte-Risotto

Zubereitungszeit: 10 Minuten | Kochzeit: 30 Minuten | Portionen: 4

ELEMENTE:

- 300 g Risotto-Reis
- 200 g gemischte Meeresfrüchte (Garnelen, Muscheln, Tintenfisch)
- Eine Zwiebel,
- 2 Knoblauchzehen, fein gehackt
- Weißwein, 200 ml, fein gehackt
- Gemüsebrühe, 1 Liter
- Olivenöl, 2 Esslöffel
- 2 Esslöffel Butter
- Salz und Pfeffer nach Geschmack
- Frischer Schnittlauch, gehackt

VORBEREITUNG:

1. Gemüsebrühe in einem Topf zum Kochen bringen und warm halten. Knoblauch und Zwiebel hinzufügen, wenn das Olivenöl heiß ist, und kochen, bis sie transparent sind.
2. Risottoreis zwei Minuten lang anbraten, bis er durchsichtig ist. Weißwein unterrühren, bis er eingezogen ist. Nach und nach eine Kelle warme Gemüsebrühe zum Reis geben und unter ständigem Rühren einkochen lassen, bis der Reis die Flüssigkeit aufgenommen hat. Wiederholen Sie den Vorgang etwa 20 Minuten lang, bis der Reis al dente ist.
3. Gemischte Meeresfrüchte in einer separaten Pfanne mit etwas Olivenöl kochen, bis sie gar sind.
4. Risotto und Meeresfrüchte in einer großen Schüssel kombinieren und gründlich mischen. Mit Salz und Pfeffer würzen und die Butter hinzufügen.
5. Vor dem Servieren frisch gehackten Schnittlauch zum Meeresfrüchte-Risotto geben.

Kalorien: 560 kcal | Proteine: 21 g | Kohlenstoffhydrate: 71 g | Fett: 18 g | Faser: 3 g

68. Knoblauch-Zitronen-Garnelen

Zubereitungszeit: 10 Minuten | Kochzeit: 5 Minuten | Portionen: 4

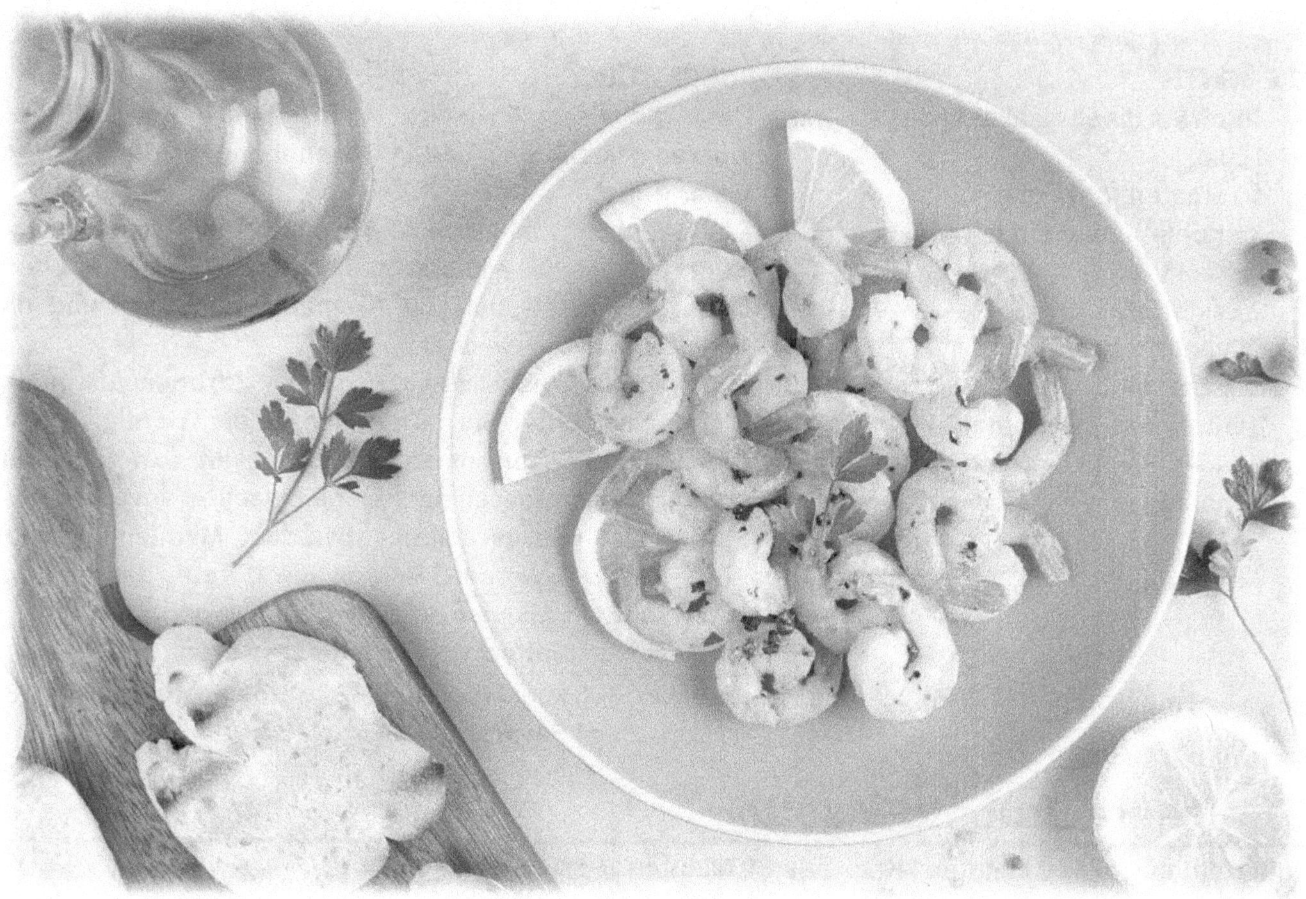

ELEMENTE:

- 500 g Garnelen, geschält und entdarmt
- 4 Knoblauchzehen, fein gehackt
- Saft von 2 Zitronen
- 2 Esslöffel Olivenöl
- Salz und Pfeffer nach Geschmack
- Frisch gehackte Petersilie

VORBEREITUNG:

1. In einer Schüssel Knoblauch, Zitronensaft, Olivenöl, Salz und Pfeffer vermischen.
2. Die Garnelen in die Mischung geben und gut mit der Würzmischung überziehen. Sicherstellen, dass die Garnelen gleichmäßig in der Schüssel verteilt sind.
3. Eine Pfanne bei mittlerer bis hoher Hitze erhitzen und die marinierten Garnelen hinzufügen. Ca. 2-3 Minuten pro Seite kochen, bis sie rosa sind und vollständig durchgegart.
4. Die Garnelen mit Knoblauch und Zitrone heiß servieren und mit frisch gehackter Petersilie garnieren.

Kalorien: 244 kcal | Proteine: 26 g | Kohlenstoffhydrate: 4 g | Fett: 14 g | Faser: 0 g

69. Gedämpfter Kabeljau mit Gemüse im Pergamentpapier

Zubereitungszeit: 15 Minuten | Kochzeit: 20 Minuten | Portionen: 4

ELEMENTE:

- 4 Kabeljaufilets
- 2 Karotten, in dünnen Scheiben geschnitten
- 1 Zucchini, in dünnen Scheiben geschnitten
- Eine rote Paprika in dünne Scheiben schneiden
- Eine Zwiebel in dünne Scheiben schneiden
- 4 Knoblauchzehen, fein gehackt
- 4 Esslöffel Olivenöl
- Saft von 1 Zitrone
- Salz und Pfeffer nach Geschmack
- Frische Petersilie, gehackt

VORBEREITUNG:

1. Den Backofen auf 200 °C vorheizen.
2. Vier Stücke Pergamentpapier zuschneiden, groß genug, um ein Kabeljaufilet und Gemüse darin einzupacken.
3. Auf jedes Pergamentpapier eine Karottenscheibe, Zucchinischeibe, Paprikastreifen, Zwiebelscheibe und gehackten Knoblauch legen.
4. Die Kabeljaufilets auf dem Gemüse anrichten. Zitronensaft und Olivenöl sollten über das Gericht geträufelt werden.
5. Falten Sie das Pergamentpapier zu Paketen und verschließen Sie die Ränder sorgfältig.
6. Die Päckchen auf einem vorbereiteten Backblech 20 Minuten backen.Die gedämpften Kabeljaufilets mit Gemüse auf Teller geben und mit frischer Petersilie garnieren.

Kalorien: 289 kcal | Proteine: 28 g | Kohlenstoffhydrate: 9 g | Fett: 16 g | Faser: 2 g

70. Apfelkuchen mit Streuseln

Zubereitungszeit: 20 Minuten | Kochzeit: 40 Minuten | Portionen: 8

ELEMENTE:

- 4 Äpfel, geschält, entkernt und in dünne Scheiben geschnitten
- 200 g Mehl
- 150 g Zucker
- 100 g Butter, kalt und in kleine Stücke geschnitten
- 1 Teelöffel Zimt
- 1 Prise Salz
- Saft von 1 Zitrone
- Puderzucker zum Bestäuben

VORBEREITUNG:

1. Den Backofen auf 180 °C vorheizen. Vor dem Servieren sollte Zitronensaft über die Apfelscheiben geträufelt werden.
2. Salz, Zimt, Zucker und Mehl sollten in einer Schüssel miteinander vermischt werden.Die kalte Butter zu den trockenen Zutaten geben und mit den Fingern zu Streuseln verreiben.
3. Eine runde Backform einfetten und die Hälfte der Streuselmasse gleichmäßig auf dem Boden verteilen.
4. Die Apfelscheiben gleichmäßig auf der Streuselmischung verteilen. Anschließend mit der restlichen Streuselmasse die Schicht Apfelscheiben bedecken. Achten Sie darauf, dass die Apfelscheiben vollständig mit Streuseln bedeckt sind, sodass eine köstliche und ausgewogene Mischung entsteht.
5. Den Apfelkuchen abkühlen lassen, mit Puderzucker bestäuben und servieren.

Kalorien: 344 kcal | Proteine: 3 g | Kohlenstoffhydrate: 49 g | Fett: 15 g | Faser: 3 g

71. Linguine mit Basilikumpesto und Garnelen

Zubereitungszeit: 10 Minuten | Kochzeit: 10 Minuten | Portionen: 4

ELEMENTE:

- 400 g Linguine
- 300 g Garnelen, geschält und entdarmt
- 2 Knoblauchzehen, fein gehackt
- 50 g Pinienkerne
- 50 g frisch geriebener Parmesan
- 50 g frisches Basilikum
- Saft von 1 Zitrone
- 4 Esslöffel Olivenöl
- Salz und Pfeffer nach Geschmack

VORBEREITUNG:

1. Die Linguine nach Packungsanweisung al dente kochen.
2. Den Knoblauch in Olivenöl anbraten, bis er duftet.Die Garnelen hinzufügen und etwa 2-3 Minuten pro Seite braten, bis sie gar sind und eine schöne rosa Farbe haben.
3. Geröstete Pinienkerne können in einer Pfanne ohne Öl goldbraun geröstet werden.
4. In einem Mixer gerösteten Knoblauch, Pinienkerne, Parmesankäse, Basilikum, Zitronensaft, Olivenöl, Salz und Pfeffer vermischen. Mischen Sie die Zutaten, bis ein cremiges Pesto entsteht.
5. Die abgegossenen Linguine in die Pfanne mit den Garnelen geben und das Basilikumpesto darüber gießen. Gut vermengen.
6. Das Gericht mit frisch geriebenem Parmesan garnieren und servieren.

Kalorien: 659 kcal | Proteine: 34 g | Kohlenstoffhydrate: 61 g | Fett: 31 g | Faser: 4 g

72. Gebackene gefüllte Tintenfischringe

Zubereitungszeit: 15 Minuten | Kochzeit: 25 Minuten | Portionen: 4

ELEMENTE:

- 500 g Tintenfischringe
- 100 g Paniermehl
- 50 g geriebener Parmesan
- 2 Eier
- Saft von 1 Zitrone
- Salz und Pfeffer nach Geschmack
- Frische Petersilie, gehackt
- Olivenöl zum Braten

VORBEREITUNG:

1. Den Backofen auf 200 °C vorheizen.
2. Die Tintenfischringe abspülen und trockentupfen.In einer Schüssel Paniermehl, geriebenen Parmesan, Eier, Zitronensaft, Salz, Pfeffer und gehackte Petersilie vermengen.
3. Die Tintenfischringe in die Paniermehlmischung tauchen und sicherstellen, dass sie gut bedeckt sind.
4. Zum Braten der panierten Tintenfischstücke sollte Olivenöl verwendet werden.
5. Die frittierten Tintenfischringe auf ein mit Backpapier ausgelegtes Backblech legen 10 Minuten lang backen, damit sie knusprig werden.
6. Die gebackenen gefüllten Tintenfischringe mit Zitronenspalten servieren.

Kalorien: 431 kcal | Proteine: 31 g | Kohlenstoffhydrate: 29 g | Fett: 20 g | Faser: 1 g

73. Fischsuppe

Zubereitungszeit: 15 Minuten | Kochzeit: 30 Minuten | Portionen: 6

ELEMENTE:

- 500 g gemischter Fisch (z.B. Lachs, Kabeljau, Garnelen), in Stücke geschnitten
- 1 gehackte Zwiebel
- Zwei Knoblauchzehen fein gehackt
- Zwei Karotten, in Scheiben geschnitten
- 2 Selleriestangen, gehackt
- 1 rote Paprika, gewürfelt
- 1 Dose gehackte Tomaten (400 g)
- 1 Liter Gemüsebrühe
- 1 Teelöffel Paprikapulver
- 1 Teelöffel getrocknetes Basilikum
- 1 Teelöffel getrockneter Oregano
- Salz und Pfeffer nach Geschmack
- Olivenöl zum Anbraten

VORBEREITUNG:

1. Erhitzen Sie das Olivenöl in einem großen Topf, bis Karotten, Sellerie, Zwiebeln und Paprika weich sind.
2. Die gehackten Tomaten, Gemüsebrühe, Paprikapulver, Basilikum, Oregano, Salz und Pfeffer hinzufügen.
3. Reduzieren Sie die Hitze und nehmen Sie die Suppe nach dem Köcheln vom Herd. Tauchen Sie die Fischstücke in die heiße Suppe.
4. Lassen Sie den Fisch etwa so lange garen, wie gewünscht, je nach Art und Dicke des Fisches. Es wird empfohlen, einem bestimmten Rezept zu folgen oder den Fisch mit einer Gabel zu garen, bis er gar ist und sich leicht zersplittern lässt.
5. Sobald der Fisch fertig ist, lassen Sie ihn 10 Minuten köcheln.
6. Die Suppe mit Salz und Pfeffer servieren.

Kalorien: 245 kcal | Proteine: 25 g | Kohlenstoffhydrate: 16 g | Fett: 9 g | Faser: 4 g

74. Zitronen-Schollenfilet mit Ofenkartoffeln

Zubereitungszeit: 15 Minuten | Kochzeit: 25 Minuten | Portionen: 4

ELEMENTE:

- 4 Schollenfilets
- Saft von 2 Zitronen
- 4 Esslöffel Olivenöl
- Salz und Pfeffer nach Geschmack
- 500 g kleine Kartoffeln, halbiert
- 2 Knoblauchzehen, fein gehackt
- Frische Petersilie, gehackt

VORBEREITUNG:

1. Den Backofen auf 200 °C vorheizen.
2. Beim Servieren sollten die Filets mit Salz, Pfeffer und Zitronensaft übergossen werden.
3. Die Filets mit Backpapier und Olivenöl auf einem Backblech anrichten. Knoblauch, Petersilie und Kartoffeln sollten miteinander vermischt werden. Salz und Pfeffer darüber streuen.
4. Die Schollenfilets auf ein Backblech legen und die Kartoffelmasse rundherum verteilen.Schollenfilets und Kartoffeln auf dem Backblech 20 Minuten im vorgeheizten Backofen garen.
5. Die Zitronen-Schollenfilets mit Ofenkartoffeln servieren.

Kalorien: 365 kcal | Proteine: 26 g | Kohlenstoffhydrate: 22 g | Fett: 20 g | Faser: 4 g

75. Gegrillter Lachs mit Dillsoße

Zubereitungszeit: 10 Minuten | Kochzeit: 15 Minuten | Portionen: 4

ELEMENTE:

- 4 Lachsfilets
- Saft von 1 Zitrone
- 2 Esslöffel Olivenöl
- Salz und Pfeffer nach Geschmack
- 200 g griechischer Joghurt
- 2 Esslöffel gehackter frischer Dill
- 1 Knoblauchzehe, fein gehackt
- Zitronenscheiben zum Servieren

VORBEREITUNG:

1. Den Grill vorheizen.
2. Beginnen Sie damit, Zitronensaft über die Lachsfilets zu träufeln, gefolgt von einem Schuss Olivenöl und einer Prise Salz und Pfeffer.
3. Legen Sie die gewürzten Lachsfilets auf den Grill und kochen Sie sie einige Minuten lang, bis sie den gewünschten Gargrad erreicht haben.6-8 Minuten pro Seite grillen, bis er gar ist und eine schöne goldbraune Farbe hat.
4. In der Zwischenzeit griechischen Joghurt, frischen Dill und Knoblauch vermischen.
5. Stellen Sie sicher, dass die Lachsfilets gleichmäßig mit einer Prise Salz und Pfeffer gewürzt sind. Zitronenspalten können verwendet werden, um dem Lachs nach dem Garen einen zusätzlichen Geschmacksschub zu verleihen.
6. Servieren Sie den Lachs mit einer Dillsauce, die sehr gut dazu passt. Genießen!

Kalorien: 370 kcal | Proteine: 28 g | Kohlenstoffhydrate: 2 g | Fett: 27 g | Faser: 0 g

76. Garnelen-Spargel-Spieße mit Zitronen-Knoblauch-Soße

Zubereitungszeit: 15 Minuten | Kochzeit: 10 Minuten | Portionen: 4

ELEMENTE:

- 500 g Garnelen, geschält und entdarmt
- 12 grüne Spargelstangen, holzige Enden entfernt
- Saft von 1 Zitrone
- 4 Knoblauchzehen, fein gehackt
- 4 Esslöffel Olivenöl
- Salz und Pfeffer nach Geschmack
- Holzspieße, eingeweicht

VORBEREITUNG:

1. Die Garnelen und grünen Spargelstangen abwechselnd auf die eingeweichten Holzspieße stecken.
2. Salz, Pfeffer und Zitronensaft zusammen mit dem Olivenöl, dem Knoblauch und den anderen Zutaten in eine Schüssel geben. Die Garnelen-Spargel-Spieße mit der Zitronen-Knoblauch-Soße bestreichen und für etwa 5 Minuten marinieren lassen.
3. Die Spieße sollten eine Weile gegrillt werden. 4-5 Minuten pro Seite grillen, bis die Garnelen rosa sind und der Spargel weich ist.
4. Die Garnelen-Spargel-Spieße mit Zitronen-Knoblauch-Soße servieren.

Kalorien: 245 kcal | Proteine: 21 g | Kohlenstoffhydrate: 6 g | Fett: 15 g | Faser: 2 g

77. Meeresfrüchtesalat mit Kirschtomaten und Rucola

Zubereitungszeit: 10 Minuten | Kochzeit: 0 Minuten | Portionen: 4

ELEMENTE:

- 300 g gemischte Meeresfrüchte (z.B. Garnelen, Muscheln, Tintenfisch), gekocht und abgekühlt
- 200 g Kirschtomaten, halbiert
- 100 g Rucola
- 1 rote Zwiebel, in dünne Ringe geschnitten
- Der Saft einer Zitrone
- 2 Esslöffel Olivenöl
- Salz und Pfeffer nach Geschmack

VORBEREITUNG:

1. In einer großen Schüssel die abgekühlten Meeresfrüchte, Kirschtomaten, Rucola und roten Zwiebeln vermischen.
2. Salz, Pfeffer, Pfeffer und Zitrone mischenÜber den Salat gießen
3. Den Meeresfrüchtesalat vorsichtig vermengen, damit alle Zutaten gut vermischt sind.
4. Den Salat auf Teller oder Schüsseln portionieren und servieren.

Kalorien: 180 kcal | Proteine: 15 g | Kohlenstoffhydrate: 6 g | Fett: 11 g | Faser: 2 g

78. Miesmuscheln und Venusmuscheln in Tomatensoße

Zubereitungszeit: 10 Minuten | Kochzeit: 15 Minuten | Portionen: 4

ELEMENTE:

- 1 kg Miesmuscheln, gereinigt und entbärt
- 500 g Venusmuscheln, gereinigt
- 2 Knoblauchzehen, fein gehackt
- 1 Zwiebel, gehackt
- 2 Esslöffel Olivenöl
- 1 Dose gehackte Tomaten (400 g)
- 1 Glas Weißwein (200 ml)
- 1 Teelöffel getrocknetes Basilikum
- 1 Teelöffel getrockneter Oregano
- Salz und Pfeffer nach Geschmack
- Frische Petersilie, gehackt

VORBEREITUNG:

1. Knoblauch und Zwiebeln sollten in einem großen Topf in Olivenöl angebraten werden, bis sie weich sind.
2. Die gehackten Tomaten, Weißwein, Basilikum, Oregano, Salz und Pfeffer hinzufügen.
3. Wenn die Mischung zu kochen beginnt, reduzieren Sie die Hitze.Decken Sie die Tomatensauce mit einem Deckel ab und achten Sie darauf, dass sie vollständig von den Muscheln bedeckt ist.
4. Um das Öffnen der Muscheln zu erleichtern, lassen Sie den Eintopf 8 bis 10 Minuten kochen. Streuen Sie die gehackte Petersilie über die Muscheln und nehmen Sie die Pfanne sofort vom Herd.
5. Die Muscheln in Tomatensoße servieren.

Kalorien: 310 kcal | Proteine: 24 g | Kohlenstoffhydrate: 11 g | Fett: 14 g | Faser: 2 g

79. Gegrillter Fisch mit Kräuterbutter

Zubereitungszeit: 10 Minuten | Kochzeit: 15 Minuten | Portionen: 4

ELEMENTE:

- 4 Fischfilets (z.B. Lachs, Forelle, Seebarsch)
- Saft von 1 Zitrone
- 4 Esslöffel Olivenöl
- Salz und Pfeffer nach Geschmack
- 100 g Butter, weich
- 2 Esslöffel gehackte frische Kräuter (z.B. Petersilie, Schnittlauch, Dill)
- 1 Knoblauchzehe, fein gehackt

VORBEREITUNG:

1. Den Grill vorheizen.
2. Zum Würzen der Fischfilets sollten Salz, Pfeffer und Zitronensaft verwendet werden. Die Fischfilets sollten kurz gegrillt werden. 6-8 Minuten pro Seite grillen, bis sie gar sind und eine schöne goldbraune Farbe haben.
3. In der Zwischenzeit die weiche Butter, gehackte Kräuter und gehackten Knoblauch in einer Schüssel vermengen.
4. Die Kräuterbutter sollte zu den gegrillten Fischfilets serviert werden.

Kalorien: 354 kcal | Proteine: 21 g | Kohlenstoffhydrate: 1 g | Fett: 30 g | Faser: 0 g

80. Apfelkuchen mit Streuseln

Zubereitungszeit: 20 Minuten | Kochzeit: 40 Minuten | Portionen: 8

ELEMENTE:

- 4 Äpfel, geschält, entkernt und in dünnen Scheiben geschnitten
- Saft von 1 Zitrone
- 200 g Mehl
- 150 g Zucker
- 100 g Butter, kalt und in kleine Stücke geschnitten
- 1 Teelöffel Zimtpulver
- Prise Salz

VORBEREITUNG:

1. 180°C ist die empfohlene Temperatur für den Backofen.
2. Vor dem Servieren sollte Zitronensaft über die Apfelscheiben geträufelt werden.
3. Aus Mehl, Zucker, kalter Butter, Zimtpulver und Salz in einer Schüssel einen krümeligen Streusel herstellen
4. Bereiten Sie eine Springform vor, indem Sie den Boden einfetten und die Hälfte der Streuselmischung darauf verteilen. Die Apfelscheiben auf dem Boden verteilen und mit der restlichen Streuselmasse bedecken.
5. Nach ca. 40 Minuten Backen des Apfelkuchens im vorgeheizten Backofen sollten die Streusel goldbraun sein.
6. Lassen Sie den Apfelkuchen vor dem Servieren abkühlen.

Kalorien: 369 kcal | Proteine: 3 g | Kohlenstoffhydrate: 57 g | Fett: 15 g | Faser: 4 g

81. Hähnchen-Curry mit Kokosmilch

Zubereitungszeit: 15 Minuten | Kochzeit: 30 Minuten | Portionen: 4

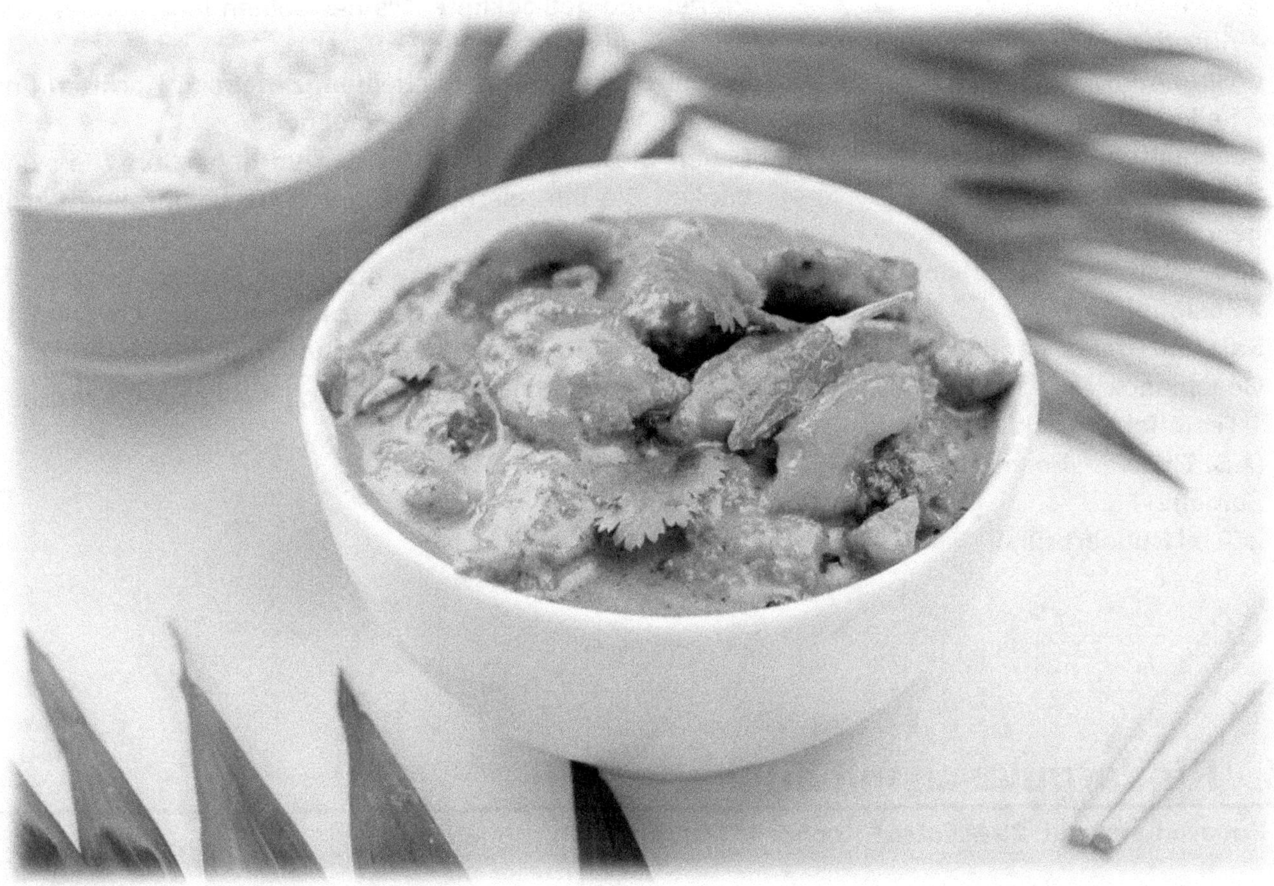

ELEMENTE:

- 500 g Hähnchenbrust, in Würfel geschnitten
- 1 Zwiebel, gehackt
- 2 Knoblauchzehen, gehackt
- 1 rote Paprika, in Streifen geschnitten
- 200 ml Kokosmilch
- 2 Esslöffel Currypulver
- 1 Teelöffel Kurkuma
- Salz und Pfeffer nach Geschmack
- 2 Esslöffel Öl
- Frischer Koriander zum Garnieren

VORBEREITUNG:

1. Zwiebeln und Knoblauch in Öl anbraten, bis sie weich sind.
2. Hähnchenwürfel einige Minuten lang in die Pfanne geben und goldbraun braten.
3. Paprikastreifen weitere 5 Minuten mitbraten.
4. Currypulver und Kurkuma hinzufügen und alles gut vermischen.
5. Kokosmilch hinzufügen, die Mischung zum Kochen bringen und dann die Hitze reduzieren. Das Hähnchen zart kochen lassen, bis die Sauce eingedickt ist (ca. 20-25 Minuten).
6. Mit Salz und Pfeffer abschmecken.
7. Das Hähnchen-Curry mit frischem Koriander garnieren und servieren.

Kalorien: 378 kcal | Proteine: 26 g | Kohlenstoffhydrate: 13 g | Fett: 25 g | Faser: 3 g

82. Gebackener Truthahn mit Gemüse

Zubereitungszeit: 20 Minuten | Kochzeit: 1 Stunde | Portionen: 6

ELEMENTE:

- 1 Truthahn, ca. 3 kg
- 2 Zwiebeln, in Scheiben geschnitten
- 4 Karotten, in Scheiben geschnitten
- 4 Selleriestangen, in Scheiben geschnitten
- 1 Zitrone, in Scheiben geschnitten
- 4 Knoblauchzehen, gehackt
- 2 Esslöffel Olivenöl
- Salz und Pfeffer nach Geschmack
- 1 Teelöffel getrocknete Kräuter (z.B. Thymian, Rosmarin, Salbei)
- 250 ml Hühnerbrühe

VORBEREITUNG:

1. Den Ofen auf 180 °C vorheizen.
2. Trocknen Sie den Truthahn nach dem Spülen ab. Salz, Pfeffer und getrocknete Kräuter sollten innen und außen darüber gestreut werden.
3. Hühnerbrühe, Zitronenscheiben, Zwiebeln, Karotten und Sellerie vorsichtig in den Auflauf geben.
4. Legen Sie den Truthahn in den vorgeheizten Ofen und backen Sie ihn, bis er eine herrliche goldbraune Farbe erreicht.
5. Dies dauert normalerweise etwa eine Stunde. Lassen Sie den Truthahn nach dem Herausnehmen aus dem Ofen 10 bis 15 Minuten ruhen, bevor Sie ihn in Scheiben schneiden.

Kalorien: 347 kcal | Proteine: 44 g | Kohlenstoffhydrate: 7 g | Fett: 15 g | Faser: 2 g

83. Rindergulasch mit Süßkartoffeln

Zubereitungszeit: 20 Minuten | Kochzeit: 2 Stunden | Portionen: 4

ZUTATEN:

- 500 g Rindfleisch, gewürfelt
- 2 Süßkartoffeln, geschält und gewürfelt
- 2 Zwiebeln, gehackt
- 2 Karotten, geschält und in Scheiben geschnitten
- 2 Knoblauchzehen, gehackt
- 400 ml Rinderbrühe
- 200 ml Rotwein
- 2 Esslöffel Tomatenmark
- 1 Esslöffel Olivenöl
- 1 Teelöffel Paprikapulver
- Salz und Pfeffer nach Geschmack
- Frische Petersilie zum Garnieren

VORBEREITUNG:

1. Um die Zwiebeln und den Knoblauch weich zu machen, erhitzen Sie das Öl in einem großen Topf.
2. Stellen Sie sicher, dass alle Seiten des Rindfleischs gebräunt sind.
3. Die Karotten, Süßkartoffeln, Rinderbrühe, Rotwein, Tomatenmark, Paprikapulver, Salz und Pfeffer hinzufügen und gut vermischen.
4. Der Spezzatino muss einige Minuten lang bei schwacher Hitze gekocht warden .2 Stunden sollten ausreichen, um das Fleisch zart zu machen und die Flüssigkeit einzudicken.
5. Das Spezzatino mit frischer Petersilie garnieren und servieren.

Kalorien: 380 kcal | Proteine: 40 g | Kohlenstoffhydrate: 30 g | Fett: 10 g | Faser: 7 g

84. Schweinefilet mit Senf-Honig-Sauce

Zubereitungszeit: 10 Minuten | Kochzeit: 25 Minuten | Portionen: 2

ELEMENTE:

- 2 Schweinefilets
- 2 Esslöffel Senf
- 1 Esslöffel Honig
- 1 Knoblauchzehe, gehackt
- Salz und Pfeffer nach Geschmack
- 1 Esslöffel Olivenöl

VORBEREITUNG:

1. Der Ofen sollte auf 180°C vorgeheizt sein. Die Schweinefilets salzen und pfeffern.
2. Die Schweinefilets sollten zunächst von allen Seiten in Olivenöl angebraten werden, bis sie eine goldbraune Farbe haben.
3. Legen Sie die Schweinefilets nach dem Anbraten auf ein Backblech. Mischen Sie Senf, Honig und Knoblauch in einer separaten Schüssel, bevor Sie sie vermengen.
4. Legen Sie die Schweinefilets in die Schüssel und verteilen Sie die Senf-Honig-Knoblauch-Mischung gleichmäßig darüber.
5. Im vorgeheizten Ofen die Schweinefilets einige Minuten braten. 20-25 Minuten kochen lassen, bis es fertig ist.
6. Schneiden Sie die Schweinefilets in Scheiben, nachdem Sie sie aus dem Ofen genommen haben, decken Sie sie ab und lassen Sie sie einige Minuten ruhen.

Kalorien: 350 | Proteine: 50 g | Kohlenstoffhydrate: 10 g | Fett: 10 g | Faser: 1 g

85. Hühnerfrikadellen mit Tomatensauce

Zubereitungszeit: 15 Minuten | Kochzeit: 25 Minuten | Portionen: 4

ELEMENTE:

- 500 g Hackfleisch vom Huhn
- 1 Zwiebel, gehackt
- 2 Knoblauchzehen, gehackt
- 1 Ei
- 1/4 Tasse Paniermehl
- 2 Esslöffel frisch gehackte Petersilie
- Salz und Pfeffer nach Geschmack
- 2 Esslöffel Olivenöl
- 400 g passierte Tomaten
- 1 Teelöffel getrocknete italienische Kräuter
- 1 Teelöffel Zucker

VORBEREITUNG:

1. Das Hackfleisch, Zwiebel, Knoblauch, Ei, Paniermehl, Petersilie, Salz und Pfeffer in einer Schüssel gut vermischen.
2. Mischen Sie zunächst die Zutaten zu kleinen Fleischbällchen, die Sie zum Hauptgericht servieren. Kochen Sie die Hähnchenfrikadellen weiter in Olivenöl, bis alle Seiten eine köstliche goldbraune Farbe haben.
3. Anschließend etwas Zucker, getrocknete italienische Kräuter und Tomatenpassata in die Pfanne geben. Rühren Sie die Mischung gut um, während sie zum Kochen gebracht wird.
4. In der Tomatensauce die Fleischbällchen noch zehn Minuten köcheln lassen.
5. Die Hühnerfrikadellen mit Tomatensauce servieren.

Kalorien: 250 kcal | Proteine: 30 g | Kohlenstoffhydrate: 10 g | Fett: 10 g | Faser: 2 g

86. Lammkoteletts mit Rosmarin

Zubereitungszeit: 10 Minuten | Kochzeit: 15 Minuten | Portionen: 2

ELEMENTE:

- 4 Lammkoteletts
- 2 Esslöffel Olivenöl
- 2 Knoblauchzehen, gehackt
- 2 Zweige frischer Rosmarin
- Salz und Pfeffer nach Geschmack

VORBEREITUNG:

1. Den Backofen auf 200 °C vorheizen.
2. Den Lammkoteletts Salz und Pfeffer hinzufügen
3. Die Lammkoteletts in einer Pfanne mit Olivenöl anbraten, bis sie auf beiden Seiten braun sind.
4. Mit dem gehackten Knoblauch und den Rosmarinzweigen weitere 2 Minuten anbraten.
5. Ein Backblech mit Lammkoteletts sollte für einige Minuten in den vorgeheizten Backofen gestellt werden.
6. Überprüfen Sie, ob sie nach 10 Minuten fertig sind.Lassen Sie die Lammkoteletts einige Minuten ruhen, nachdem Sie sie aus dem Ofen genommen haben.

Kalorien: 400 kcal | Proteine: 40 g | Kohlenstoffhydrate: 2 g | Fett: 25 g | Faser: 0 g

87. Gegrilltes Hähnchen mit Joghurt-Minz-Sauce

Zubereitungszeit: 15 Minuten | Kochzeit: 20 Minuten | Portionen: 4

ELEMENTE:

- 4 Hähnchenbrustfilets
- 200 g griechischer Joghurt
- 2 Knoblauchzehen, gehackt
- 2 Esslöffel frisch gehackte Minze
- Saft einer Zitrone
- Salz und Pfeffer nach Geschmack
- 2 Esslöffel Olivenöl

VORBEREITUNG:

1. Die Hähnchenbrustfilets mit Salz, Pfeffer und Olivenöl würzen.
2. Den Grill vorheizen und die Hähnchenbrustfilets von beiden Seiten grillen, bis sie durchgegart und saftig sind.
3. Den griechischen Joghurt, Knoblauch, frische Minze, Zitronensaft, Salz und Pfeffer in einer Schüssel vermischen.
4. Die gegrillten Hähnchenbrustfilets mit der Joghurt-Minz-Sauce servieren.

Kalorien: 300 kcal | Proteine: 40 g | Kohlenstoffhydrate: 5 g | Fett: 10 g | Faser: 2 g

88. Kalbsbraten mit geröstetem Gemüse

Zubereitungszeit: 20 Minuten | Kochzeit: 1 Stunde 30 Minuten | Portionen: 6

ELEMENTE:

- 1 kg Kalbsbraten
- 4 Karotten, geschält und in Stücke geschnitten
- 4 Kartoffeln, geschält und geviertelt
- 2 Zwiebeln, geviertelt
- 2 Knoblauchzehen, gehackt
- 2 Esslöffel Olivenöl
- Salz und Pfeffer nach Geschmack
- 1 Teelöffel getrocknete Kräuter (z.B. Thymian, Rosmarin, Majoran)
- 250 ml Kalbsbrühe

VORBEREITUNG:

1. Es wird empfohlen, die Ofentemperatur auf 180°C einzustellen. Den Kalbsbraten vor dem Garen mit Salz, Pfeffer und getrockneten Kräutern bestreuen.
2. Eine Bratpfanne einölen und den Kalbsbraten rundherum anbraten.
3. In einer großen Auflaufform Karotten, Kartoffeln, Zwiebeln und Knoblauch vermischen.
4. Das Gemüse mit dem angebratenen Kalbsbraten belegen. Den Kalbsfond in die Auflaufform gießen. Den Kalbsbraten in einer mit Alufolie abgedeckten Auflaufform etwa 45 Minuten backen. 1 Stunde 30 Minuten braten, bis er durchgegart ist und das Gemüse weich und goldbraun ist.
5. Den Kalbsbraten mit geröstetem Gemüse servieren.

Kalorien: 450 kcal | Proteine: 55 g | Kohlenstoffhydrate: 20 g | Fett: 15 g | Faser: 4 g

89. Hähnchenbrustfilets mit Pilzcreme

Zubereitungszeit: 15 Minuten | Kochzeit: 20 Minuten | Portionen: 2

ELEMENTE:

- 2 Hähnchenbrustfilets
- 100 g frische Pilze (z. B. Champignons)
- 1/2 mittelgroße Zwiebel
- 1 Knoblauchzehe
- 75 ml Kochsahne
- 1/2 Esslöffel Butter
- 1/2 Esslöffel Olivenöl
- Salz und schwarzer Pfeffer nach Belieben
- Gehackte frische Petersilie (optional)

VORBEREITUNG:

1. Pilze putzen und in dünne Scheiben schneiden, Zwiebel und Knoblauch hacken.
2. In Pfanne Butter und Olivenöl erhitzen, Zwiebel und Knoblauch anbraten. Pilze hinzufügen, goldbraun braten und Wasser freisetzen.
3. Separat Hähnchenbrustfilets goldbraun und durchgegart braten, mit Salz und Pfeffer würzen. Gebratene Pilze zum Hähnchen geben und vermengen.
4. Kochsahne hinzufügen und cremige Sauce bilden. Kurz köcheln lassen, bis das Hähnchen gar ist und die Sauce eindickt.
5. Mit Salz, Pfeffer und gehackter Petersilie abschmecken. Fertig!

Kalorien: 350 kcal | Proteine: 30 g | Kohlenstoffhydrate: 10 g | Fett: 20 g | Faser: 2 g

90. Spargelcremesuppe mit Kräutercroutons

Zubereitungszeit: 15 Minuten | Kochzeit: 30 Minuten | Portionen: 4

ELEMENTE:

- 500 g grüner Spargel, in Stücke geschnitten
- 1 Zwiebel, gehackt
- 2 Knoblauchzehen, gehackt
- 2 Esslöffel Butter
- 500 ml Gemüsebrühe
- 200 ml Sahne
- Salz und Pfeffer nach Geschmack
- Kräutercroutons:
- 4 Scheiben Weißbrot
- 2 Esslöffel Olivenöl
- 1 Teelöffel getrocknete Kräuter (z.B. Petersilie, Basilikum, Oregano)
- Salz und Pfeffer nach Geschmack

VORBEREITUNG:

1. Machen Sie eine Buttersauce, indem Sie Zwiebeln und Knoblauch anbraten. In den letzten Minuten des Garvorgangs den grünen Spargel hinzufügen.
2. Mit der Gemüsebrühe die Suppe aufkochen. Nach 20 Minuten Garzeit sollte der Spargel weich sein.
3. Fügen Sie der Suppe Sahne hinzu, um sie aufzuwärmen. Pfeffer und Salz nach Geschmack.
4. Kräutercroûtons sollten aus in Würfel geschnittenem Weißbrot hergestellt werden.
5. Nach dem Frittieren der Brotwürfel in Olivenöl sollte sich eine goldbraune und knusprige Kruste bilden.Die getrockneten Kräuter, Salz und Pfeffer hinzufügen und gut vermischen.
6. Die Spargelcremesuppe in Schüsseln servieren und mit den Kräutercroutons garnieren.

Kalorien: 300 kcal | Proteine: 6 g | Kohlenstoffhydrate: 25 g | Fett: 20 g | Faser: 3 g

91. Zitronenhuhn mit Paprika und Oliven

Zubereitungszeit: 10 Minuten | Kochzeit: 40 Minuten | Portionen: 4

ELEMENTE:

- 4 Hähnchenbrustfilets
- Saft und Schale von 2 Zitronen
- 2 Knoblauchzehen, gehackt
- 2 Teelöffel Paprikapulver
- 1 Teelöffel getrockneter Oregano
- Salz und Pfeffer nach Geschmack
- Olivenöl, 2 EL
- 1 rote Paprika, in Streifen geschnitten
- 1 grüne Paprika, in Streifen geschnitten
- 100 g entkernte Oliven

VORBEREITUNG:

1. Die Hähnchenbrustfilets mit Zitronensaft, Zitronenschale, Knoblauch, Paprikapulver, Oregano, Salz und Pfeffer marinieren und für mindestens 30 Minuten im Kühlschrank ziehen lassen.
2. Die marinierten Hähnchenbrustfilets in Olivenöl von beiden Seiten einige Minuten grillen.
3. Die Paprikastreifen Oliven hinzufügen und alles zusammen für weitere 10 Minuten braten, bis das Hühnchen gar ist und die Paprika weich sind.
4. Das Zitronenhuhn mit Paprika und Oliven servieren.

Kalorien: 300 kcal | Proteine: 40 g | Kohlenstoffhydrate: 8 g | Fett: 12 g | Faser: 5 g

92. Rindersteak mit Ofenkartoffeln

Zubereitungszeit: 15 Minuten | Kochzeit: 40 Minuten | Portionen: 2

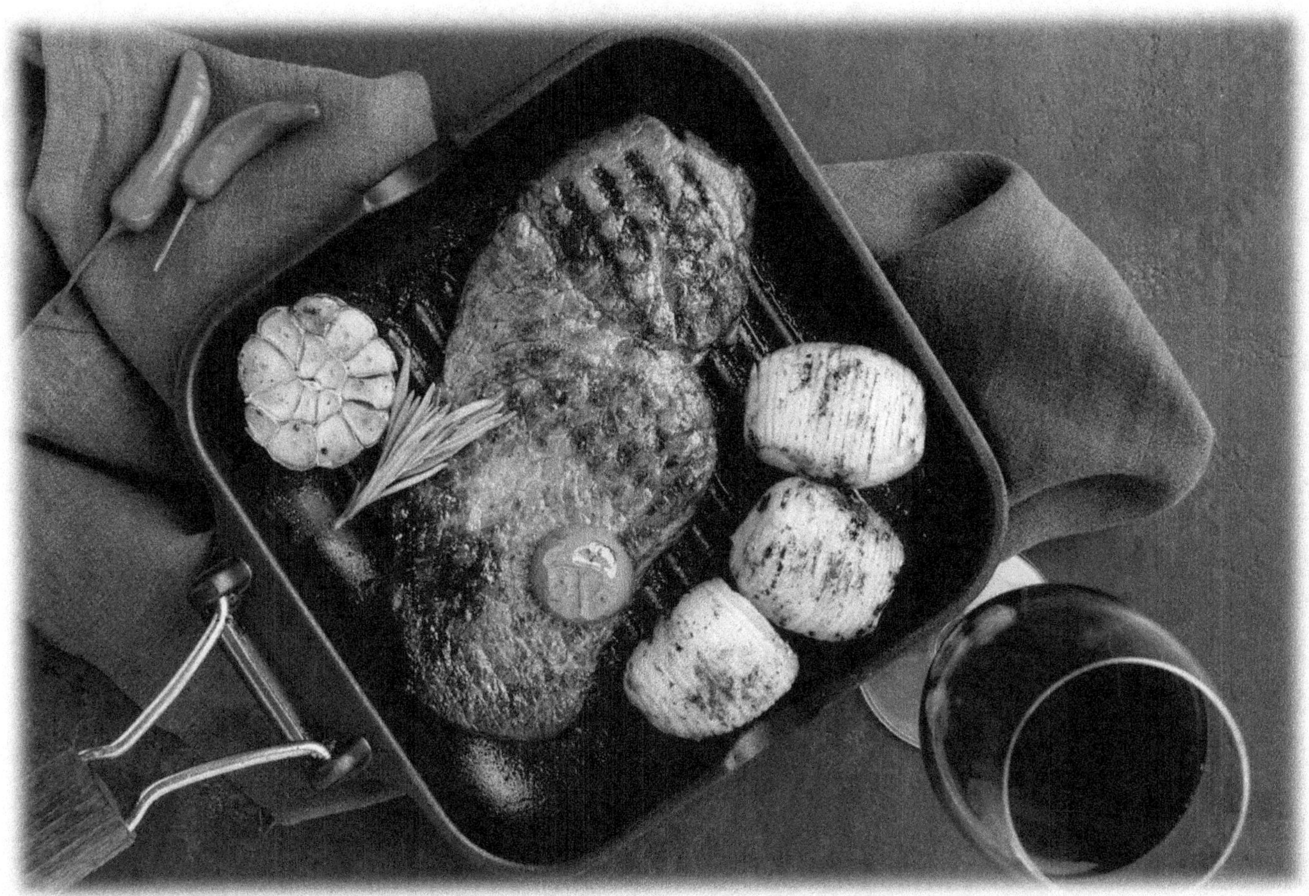

ELEMENTE:

- 2 Rindersteaks
- 4 große Kartoffeln, gewaschen und in Spalten geschnitten
- 2 Esslöffel Olivenöl
- 2 Knoblauchzehen, gehackt
- 1 Teelöffel getrocknete Rosmarinnadeln
- Salz und Pfeffer nach Geschmack

VORBEREITUNG:

1. Stellen Sie sicher, dass der Ofen auf 200 Grad Celsius vorgeheizt ist.
2. Die Kartoffelspalten mit Olivenöl, Knoblauch, Rosmarin, Salz und Pfeffer in die Schüssel geben.
3. Backen Sie die Kartoffeln etwa 30 Minuten lang, um ein goldbraunes und knuspriges Ergebnis zu erhalten.Bereiten Sie die Rindersteaks vor, indem Sie sie salzen und pfeffern, während die Kartoffeln backen.
4. Je nach gewünschtem Gargrad die Steaks von beiden Seiten anbraten. Zu den Rindersteaks sollten Ofenkartoffeln serviert werden.

Kalorien: 500 kcal | Proteine: 40 g | Kohlenstoffhydrate: 40 g | Fett: 20 g | Faser: 4 g

93. Hähnchenspieße mit Gemüse vom Grill

Zubereitungszeit: 20 Minuten | Kochzeit: 15 Minuten | Portionen: 4

ELEMENTE:

- Vier Hähnchenbrüste in Würfel schneiden
- 1 rote Paprika, in Stücke geschnitten
- 1 gelbe Paprika, in Stücke geschnitten
- 1 Zucchini, in Scheiben geschnitten
- 1 Zwiebel, in Stücke geschnitten
- 2 Esslöffel Olivenöl
- Saft von 1 Zitrone
- 2 Knoblauchzehen, gehackt
- 1 Teelöffel Paprikapulver
- Salz und Pfeffer nach Geschmack

VORBEREITUNG:

1. Die Hähnchenbrustwürfel, Paprikastücke, Zucchinischeiben und Zwiebelstücke abwechselnd auf Holzspieße stecken.
2. Salz, Pfeffer, Knoblauch, Paprika, Zitronensaft und Olivenöl sollten in einer Schüssel vermischt werden.
3. Lassen Sie die Marinade etwa 10 Minuten ruhen, bevor Sie sie über die Hähnchenspieße streichen.
4. Hähnchenspieße auf dem Grill grillen, bis Hähnchen und Gemüse leicht gebräunt und zart sind, etwa 5–7 Minuten pro Seite.
5. Die Hähnchenspieße mit Gemüse servieren.

Kalorien: 250 kcal | Proteine: 30 g | Kohlenstoffhydrate: 10 g | Fett: 10 g | Faser: 4 g

94. Rindfleischsalat mit Rucola und Parmesan

Zubereitungszeit: 10 Minuten | Kochzeit: 0 Minuten | Portionen: 2

ELEMENTE:

- 200 g Rinderfilet, in dünne Scheiben geschnitten
- 100 g Rucola
- 50 g Parmesankäse, gehobelt
- 2 Esslöffel Olivenöl
- Saft von 1 Zitrone
- Salz und Pfeffer nach Geschmack

VORBEREITUNG:

1. Den Rucola auf zwei Tellern verteilen.
2. Die Rinderfiletscheiben auf den Rucola legen.
3. Parmesankäse darüber streuen. Zitronensaft, Salz und Pfeffer in einer kleinen Schüssel verrühren. Den Salat mit der Dressingmischung servieren.
4. Zum Rindfleischsalat sollten Rucola und Parmesan serviert werden.

Kalorien: 250 kcal | Proteine: 30 g | Kohlenstoffhydrate: 4 g | Fett: 20 g | Faser: 2 g

95. Chili-Huhn mit Basmatireis

Zubereitungszeit: 15 Minuten | Kochzeit: 30 Minuten | Portionen: 4

ELEMENTE:

- 4 Hähnchenbrustfilets, in Streifen geschnitten
- 1 Zwiebel, gehackt
- 2 Knoblauchzehen, gehackt
- 1 rote Paprika, in Würfel geschnitten
- 1 gelbe Paprika, in Würfel geschnitten
- 1 Esslöffel Olivenöl
- 2 Teelöffel Chilipulver
- Salz und Pfeffer nach Geschmack 250 g Basmatireis
- Frischer Koriander zum Garnieren

VORBEREITUNG:

1. Zwiebeln, Knoblauch und Paprika sollten in einer Pfanne mit Olivenöl angebraten werden.
2. Wenn die Hähnchenbruststreifen gut gegart sind, geben Sie sie in die Pfanne und braten Sie sie etwa 5 Minuten lang an.
3. Chilipulver, Salz und Pfeffer in die Pfanne geben und gut vermischen.
4. Nachdem die Soße gut verrührt wurde, muss sie noch weitere 15–20 Minuten andicken.
5. Basmatireis sollte in der Zwischenzeit nach Packungsanweisung gekocht werden.
6. Den Chili-Huhn mit Basmatireis servieren und mit frischem Koriander garnieren.

Kalorien: 400 kcal | Proteine: 35 g | Kohlenstoffhydrate: 40 g | Fett: 10 g | Faser: 9 g

96. Putengulasch mit Pilzen und Kartoffeln

Zubereitungszeit: 20 Minuten | Kochzeit: 40 Minuten | Portionen: 4

ELEMENTE:

- 500 g Putenbrust, in Würfel geschnitten
- 250 g Champignons, in Scheiben geschnitten
- 2 Zwiebeln, gehackt
- 2 Knoblauchzehen, gehackt
- 400 ml Gemüsebrühe
- 200 ml Sahne
- 2 Esslöffel Olivenöl
- 1 Esslöffel Mehl
- 1 Teelöffel Paprikapulver
- 1 Teelöffel getrockneter Thymian
- Salz und Pfeffer nach Geschmack
- 500 g Kartoffeln, geschält und in Würfel geschnitten
- Frische Petersilie zum Garnieren

VORBEREITUNG:

1. Die Zwiebeln und den Knoblauch in Olivenöl glasig dünsten.
2. Die Putenbrustwürfel hinzufügen und von allen Seiten anbraten, bis sie leicht gebräunt sind.
3. In die Mischung das Mehl einrühren.
4. Die Champignons, Gemüsebrühe, Sahne, Paprikapulver, Thymian, Salz und Pfeffer hinzufügen und alles gut vermengen.
5. Während des Garens sollte das Fleisch zart und die Soße dickflüssig sein, was etwa 30 Minuten dauern sollte.
6. Kochen Sie das Putengulasch noch fünf Minuten lang, nachdem Sie die Salzkartoffeln hinzugefügt haben.
7. Petersilie und Pilze sollten mit dem Putengulasch garniert werden.

Kalorien: 450 kcal | Proteine: 40 g | Kohlenstoffhydrate: 35 g | Fett: 15 g | Faser: 4 g

97. Kalbsschnitzel mit Zitronensauce und Erbsen

Zubereitungszeit: 15 Minuten | Kochzeit: 20 Minuten | Portionen: 2

ELEMENTE:

- 2 Kalbsschnitzel
- Saft von 1 Zitrone
- 2 Esslöffel Mehl
- 2 Esslöffel Butter
- 100 ml Gemüsebrühe
- 100 ml Sahne
- 100 g Erbsen
- Salz und Pfeffer nach Geschmack

VORBEREITUNG:

1. Zitronensaft mit Salz und Pfeffer vermischen und über die Kalbsschnitzel träufeln.
2. Mit einem flachen Teller Mehl über die Schnitzel streuen und wenden, sodass sie bedeckt sind.
3. Butter sollte geschmolzen und auf beiden Seiten des panierten Schnitzels angebraten werden. In eine köchelnde Gemüsebrühe die Sahne geben.
4. Nachdem die Soße leicht eingedickt ist und die Erbsen weich sind, die Erbsen dazugeben und weitere 5 Minuten köcheln lassen.
5. Die Kalbsschnitzel mit Zitronensauce und Erbsen servieren.

Kalorien: 400 kcal | Proteine: 40 g | Kohlenstoffhydrate: 15 g | Fett: 20 g | Faser: 3 g

98. Schweinefilet mit Thymiansauce und Apfelkompott

Zubereitungszeit: 10 Minuten | Kochzeit: 30 Minuten | Portionen: 4

ELEMENTE:

- 500 g Schweinefilet, in Medaillons geschnitten
- 2 Teelöffel getrockneter Thymian
- 1 Teelöffel Paprikapulver
- Salz und Pfeffer nach Geschmack
- 2 Esslöffel Olivenöl
- 200 ml Gemüsebrühe
- 200 ml Sahne
- 2 Äpfel, geschält, entkernt und in Stücke geschnitten
- 2 Esslöffel Zucker
- Saft von 1 Zitrone

VORBEREITUNG:

1. Zum Würzen der Schweinefiletmedaillons sollten Salz, Pfeffer und Paprika verwendet werden.
2. Stellen Sie sicher, dass beide Seiten der Medaillons im Olivenöl goldbraun sind.
3. Brühe und Sahne mit dem Gemüse in einer Pfanne erhitzen. Zerkleinern Sie die Medaillons mit einer Gabel, nachdem Sie sie 10–15 Minuten köcheln lassen.
4. Zucker, Zitronensaft, Zimt und Apfelsaft sollten etwa 10 Minuten köcheln lassen, bis die Äpfel weich sind.Das Schweinefilet mit Thymiansauce und Apfelkompott servieren.

Kalorien: 350 kcal | Proteine: 40 g | Kohlenstoffhydrate: 15 g | Fett: 15 g | Faser: 2 g

99. Lachsfilet mit Senf-Dill-Sauce und Brokkoli

Zubereitungszeit: 10 Minuten | Kochzeit: 15 Minuten | Portionen: 2

ELEMENTE:

- 2 Lachsfilets
- 2 Esslöffel Senf
- Saft von 1 Zitrone
- 2 Esslöffel gehackter frischer Dill
- Salz und Pfeffer nach Geschmack
- 2 Esslöffel Olivenöl
- 300 g Brokkoli, in Röschen geschnitten

VORBEREITUNG:

1. Die Temperatur sollte auf 200 Grad Celsius eingestellt werden.
2. Lassen Sie die Lachsfilets etwa 10 Minuten in einer Marinade aus Senf, Zitronensaft, gehacktem Dill, Salz und Pfeffer ruhen.
3. Die Lachsfilets in Olivenöl leicht anbraten, bis beide Seiten gebräunt sind. Ein Lachsfilet ist im vorgeheizten Ofen in etwa zehn Minuten fertig. Der Brokkoli sollte etwa 5 Minuten lang gekocht werden, bis er weich ist, während der Lachs im Ofen gart.
4. Den Lachs mit Senf-Dill-Sauce und Brokkoli servieren.

Kalorien: 400 kcal | Proteine: 35 g | Kohlenstoffhydrate: 10 g | Fett: 25 g | Faser: 7 g

100. Spinatnudeln mit Tomaten und Parmesan

Zubereitungszeit: 10 Minuten | Kochzeit: 15 Minuten | Portionen: 2

ELEMENTE:

- 200 g Spinatnudeln
- 2 Tomaten, gewürfelt
- 2 Knoblauchzehen, gehackt
- 2 Esslöffel Olivenöl
- 2 Esslöffel geriebener Parmesankäse
- Salz und Pfeffer nach Geschmack

VORBEREITUNG:

1. Befolgen Sie zum Kochen der Spinatnudeln die Packungsanweisungen.
2. Knoblauch wird in einer Pfanne in Olivenöl goldbraun angebraten.
3. In einer großen Pfanne das Öl erhitzen und die gewürfelten Tomaten etwa 5 Minuten lang anbraten, bis sie weich sind. Die Spinatnudeln mit den Tomaten in der Pfanne vermischen. Mit Salz und Pfeffer würzen.
4. Die Spinatnudeln mit Tomaten und Parmesankäse servieren.

Kalorien: 350 kcal | Proteine: 10 g | Kohlenstoffhydrate: 40 g | Fett: 15 g | Faser: 5 g

101. Gemüse-Pad Thai

Zubereitungszeit: 30 Minuten | Kochzeit: 15 Minuten | 2-3 Portionen

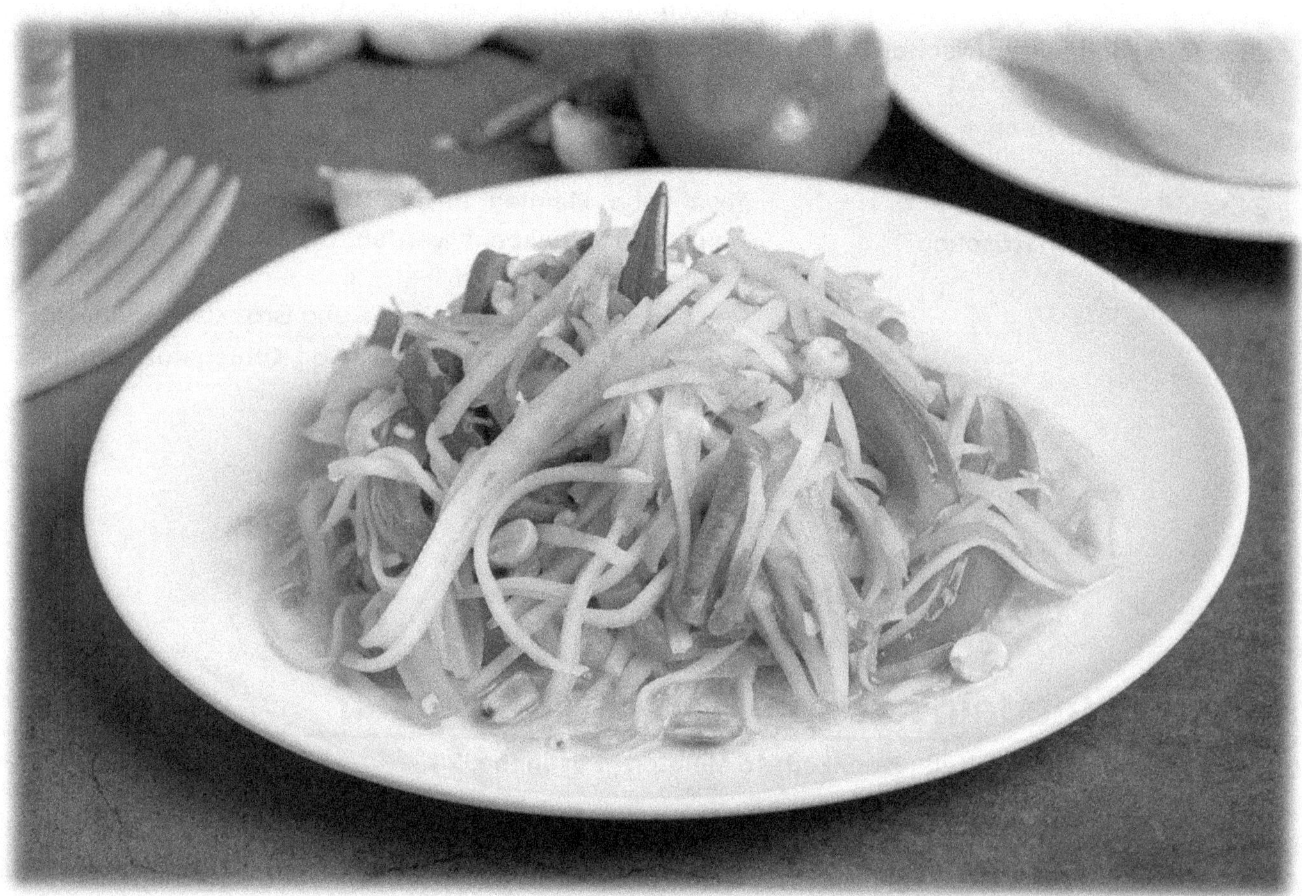

ELEMENTE:

- 200 g Reisnudeln
- 2 EL Rapsöl
- 2 Knoblauchzehen, gehackt
- 1 rote Zwiebel, in dünnen Scheiben
- 2 Karotten, julienne geschnitten
- 100 g Sojasprossen
- 150 g Tofu, gewürfelt
- 2 Eier, verquirlt
- 3 EL Sojasauce
- Saft von 1 Limette
- Frischer Koriander und gehackte Erdnüsse zum Garnieren

VORBEREITUNG:

1. Reisnudeln abtropfen lassen, nach dem Kochen gemäß Packungsanleitung beiseitelegen.
2. Tofu, Knoblauch, Zwiebeln, Karotten, Sojasprossen und Rapsöl in einer großen Pfanne weich anbraten.
3. Fest gekochte Eier in die Pfanne geben und ständig umrühren, um die Reisnudeln gut zu vermischen.
4. Mit Sojasauce und Limettensaft vermengen und alles mit Salz und Pfeffer abschmecken.
5. Pad Thai auf Teller aufteilen und mit frischem Koriander und gehackten Erdnüssen garnieren.

Kalorien: 380 kcal | Protein: 16 g | Kohlenstoffhydrate: 52 g | Fett: 12 g | Faser: 6 g

102. Gemüselasagne mit weißer Soße

Zubereitungszeit: 20 Minuten | Kochzeit: 30-40 Minuten | Portionen: 4-6

ELEMENTE:

- 9 Lasagneblätter
- 2 Zucchini, in dünne Scheiben geschnitten
- 1 Aubergine, in dünne Scheiben geschnitten
- 1 rote Paprika, entkernt und in Streifen geschnitten
- 200 g Champignons, in Scheiben geschnitten
- 2 Knoblauchzehen, gehackt
- 2 EL Olivenöl
- 500 ml Milch
- 4 EL Mehl
- 50 g Butter
- 100 g geriebener Parmesan
- Salz und Pfeffer nach Geschmack
- Frischer Basilikum zum Garnieren

VORBEREITUNG:

1. Den Backofen auf 180 Grad Celsius vorheizen. Bereiten Sie die Auflaufform vor, indem Sie sie einfetten. Die erste Schicht sollten die Lasagneplatten sein. In einer Pfanne Knoblauch, Zucchini, Aubergine, Paprika und Champignons mit Olivenöl weich braten und mit Salz und Pfeffer würzen. Butter, Mehl und Salz in einem Topf anbraten.
2. Während die Soße eindickt, nach und nach die Milch hinzufügen. Mit Salz und Pfeffer abschmecken. Abwechselnd gebratenes Gemüse und weiße Soße auf die Lasagneblätter schichtenMit geriebenem Parmesan und weißer Soße garnieren.
3. Die empfohlene Backzeit beträgt 30-40 Minuten bei 350 Grad Fahrenheit.
4. Lassen Sie die Lasagne vor dem Servieren einige Minuten abkühlen. Darüber kann frischer Basilikum garniert werden.

Kalorien: 425 kcal | Protein: 17 g | Kohlenstoffhydrate: 39 g | Fett: 22 g | Faser: 7 g

103. Kichererbsen-Süßkartoffel-Burger

Zubereitungszeit: 30 Minuten | Kochzeit: 20 Minuten | Portionen: 4

ELEMENTE:

- 400 g gekochte Kichererbsen
- 2 Süßkartoffeln, gekocht und püriert
- 1 Zwiebel, fein gehackt
- 2 Knoblauchzehen, gehackt
- 1 TL Kreuzkümmel
- 1 TL Paprika
- 1 TL Salz
- ½ TL Pfeffer
- 3 EL Haferflocken
- 3 EL Paniermehl
- 2 EL Olivenöl
- Burgerbrötchen und Beläge nach Wahl (z.B. Salat, Tomaten, Zwiebeln, Avocado)

VORBEREITUNG:

1. Die gekochten Kichererbsen in einer Schüssel zerdrücken.
2. Das pürierte Süßkartoffelpüree, gehackte Zwiebeln, Knoblauch, Kreuzkümmel, Paprika, Salz, Pfeffer, Haferflocken und Paniermehl hinzufügen. Alles gut vermengen.
3. Backpapier auf einem Backblech ausbreiten und aus der Masse Pastetchen formen.
4. Im vorgeheizten Backofen bei 180 °C Olivenöl über die Patties träufeln und etwa 20 Minuten backen.
5. Die Burgerbrötchen nach Belieben aufwärmen oder toasten. Nachdem die Patties auf die Brötchen gelegt wurden, können Toppings hinzugefügt werden.
6. Die Burger servieren und genießen.

Kalorien: 320 kcal | Protein: 12 g | Kohlenstoffhydrate: 50 g | Fett: 6 g | Faser: 10 g

104. Gemüse-Couscous mit Joghurtsauce

Zubereitungszeit: 15 Minuten | Kochzeit: 15 Minuten | Portionen: 4

ELEMENTE:

- 200 g Couscous
- 300 ml Gemüsebrühe
- 1 Zucchini, gewürfelt
- 1 gelbe Paprika, gewürfelt
- 1 rote Paprika, gewürfelt
- 1 Karotte, gewürfelt
- 1 Zwiebel, gehackt
- 2 Knoblauchzehen, gehackt
- 2 EL Olivenöl
- 1 TL Kreuzkümmel
- 1 TL Paprika
- Salz und Pfeffer nach Geschmack
- 150 g griechischer Joghurt
- Saft von 1 Zitrone
- Frischer Koriander zum Garnieren

VORBEREITUNG:

1. Heiße Gemüsebrühe mit dem Couscous vermischen und in eine Schüssel geben. Lassen Sie es 5-10 Minuten unter der Abdeckung einweichen.Wenn Zucchini, gelbe Paprika, rote Paprika, Karotten, Zwiebeln und Knoblauch weich sind, das Olivenöl erhitzen und das Gemüse darin anbraten.
2. Den gegarten Couscous und die Gewürze (Kreuzkümmel, Paprika, Salz und Pfeffer) hinzufügen. Nach ein paar Minuten gut vermischen und erneut erhitzen.
3. Der griechische Joghurt und der Zitronensaft sollten in einer kleinen Schüssel zu einer Joghurtsauce vermischt werden.
4. Nach dem Servieren des Gemüse-Couscous wird frischer Koriander mit der Joghurtsauce garniert.Das Gericht warm servieren.

Kalorien: 280 kcal | Protein: 9 g | Kohlenstoffhydrate: 47 g | Fett: 6 g | Faser: 6 g

105. Linsenbällchen mit Tomatensauce

Zubereitungszeit: 30 Minuten | Kochzeit: 20 Minuten | Portionen: 4

ELEMENTE:

Für die Linsenbällchen:
- 200 g rote Linsen
- 1 Zwiebel, fein gehackt
- 2 Knoblauchzehen, gehackt
- 1 TL Kreuzkümmel
- 1 TL Paprika
- 1 TL Salz
- ½ TL Pfeffer
- 3 EL Haferflocken
- 3 EL Paniermehl
- 2 EL Olivenöl

Für die Tomatensauce:
- 400 g passierte Tomaten
- 1 Zwiebel, gehackt
- 2 Knoblauchzehen, gehackt
- 1 TL Olivenöl
- 1 TL getrocknetes Basilikum
- 1 TL getrockneter Oregano
- Salz und Pfeffer nach Geschmack

VORBEREITUNG:

Kochen Sie die roten Linsen 15–20 Minuten lang in Wasser, nachdem Sie sie in einem Sieb abgespült haben. Abgießen und abkühlen lassen.

In einer Pfanne das Olivenöl erhitzen und Zwiebeln, Knoblauch, Kreuzkümmel, Paprika, Salz und Pfeffer darin anbraten, bis die Zwiebeln glasig sind.

Die gekochten Linsen, Haferflocken und Paniermehl hinzufügen. Bilden Sie kleine Kugeln, indem Sie alles gut vermischen.

Die Linsenbällchen in einer leicht geölten Pfanne braten, bis sie goldbraun sind.

Für die Tomatensauce sollten die Zwiebeln und der Knoblauch im Olivenöl angebraten werden. Die passierten Tomaten, Basilikum, Oregano, Salz und Pfeffer hinzufügen. Etwa 10 Minuten sollten ausreichen, damit die Soße köcheln kann.

Die Linsenbällchen mit der Tomatensauce servieren.

Kalorien: 280 kcal | Protein: 12 g | Kohlenstoffhydrate: 45 g | Fett: 6 g | Faser: 12 g

106. Gebratene Quinoa mit Gemüse und Tofu

Zubereitungszeit: 15 Minuten | Kochzeit: 20 Minuten | Portionen: 4

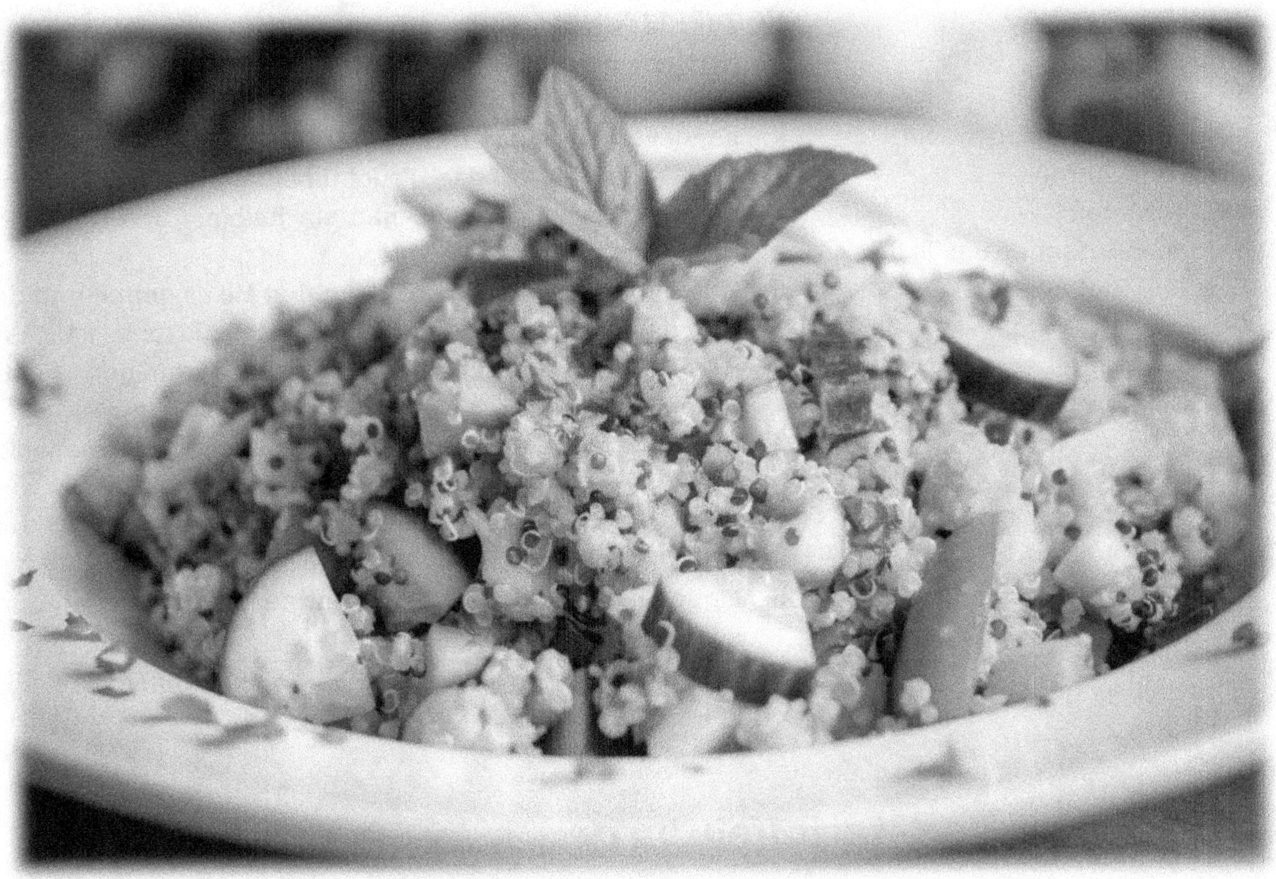

ELEMENTE:

- 200 g Quinoa
- 400 ml Gemüsebrühe
- 200 g Tofu, gewürfelt
- 1 Zucchini, gewürfelt
- 1 rote Paprika, gewürfelt
- 1 gelbe Paprika, gewürfelt
- 1 Karotte, gewürfelt
- 2 Frühlingszwiebeln, in Scheiben geschnitten
- 2 Knoblauchzehen, gehackt
- 2 EL Sojasauce
- 1 EL Sesamöl
- 1 TL Ingwer, gerieben
- Salz und Pfeffer nach Geschmack
- Frischer Koriander zum Garnieren

VORBEREITUNG:

1. Quinoa sollte in einem Sieb abgespült werden. Ein mit Gemüsebrühe und Quinoa gefüllter Topf sollte zum Kochen gebracht werden. Ca. 15 Minuten bevor die Quinoa weich ist, die Hitze reduzieren und den Quinoa abdecken.

2. Tofu sollte in Sesamöl goldbraun gebraten werdenLegen Sie den Tofu beiseite, nachdem Sie ihn aus der Pfanne genommen haben.

3. In derselben Pfanne Zucchini, rote Paprika, gelbe Paprika, Karotte, Frühlingszwiebeln und Knoblauch anbraten, bis das Gemüse leicht gebräunt ist. Gemüse sollte mit gekochtem Quinoa und gebratenem Tofu gemischt werden.

4. Sojasauce, Ingwer, Salz und Pfeffer hinzufügen. Nach gutem Mischen weitere 2-3 Minuten weiter erhitzen. Frischer Koriander sollte mit dem gebratenen Quinoa und dem Gemüse garniert werden. Das Gericht warm servieren.

Kalorien: 320 kcal | Protein: 15 g | Kohlenstoffhydrate: 46 g | Fett: 8 g | Faser: 8 g

107. Zucchininudeln mit Avocado-Pesto

Zubereitungszeit: 20 Minuten | Kochzeit: 10 Minuten | Portionen: 2

ELEMENTE:

- 2 Zucchini
- 1 reife Avocado
- 1 Knoblauchzehe, gehackt
- Saft von 1 Zitrone
- 2 EL Olivenöl
- 1 Handvoll frisches Basilikum
- Salz und Pfeffer nach Geschmack
- Optional: geriebener Parmesan zum Servieren

VORBEREITUNG:

1. Machen Sie Zucchini-Nudeln oder schälen Sie Zucchini dünn in lange Streifen, indem Sie sie spiralförmig schneiden oder einen Gemüseschäler verwenden.
2. Mit einem Löffel das Fruchtfleisch aus der Avocado herauslöffeln, nachdem man sie halbiert und den Stein entfernt hat.
3. Das Avocado-Fruchtfleisch in einen Mixer geben und den Knoblauch, Zitronensaft, Olivenöl, Basilikum, Salz und Pfeffer hinzufügen. Alles zu einer cremigen Pesto-Mischung pürieren.
4. In einer Pfanne die Zucchininudeln kochen, bis sie weich sind.
5. Die Zucchininudeln mit der Avocado-Pesto-Sauce vermengen, bis sie gleichmäßig überzogen sind.
6. Optional mit geriebenem Parmesan bestreuen und servieren.

Kalorien: 250 kcal | Protein: 5 g | Kohlenstoffhydrate: 15 g | Fett: 20 g | Faser: 11 g

108. Kichererbsen-Kartoffel-Curry

Zubereitungszeit: 30 Minuten | Kochzeit: 25 Minuten | Portionen: 4

ELEMENTE:

- 1 Zwiebel, gehackt
- 2 Knoblauchzehen, gehackt
- 1 TL Ingwer, gerieben
- 2 Kartoffeln, gewürfelt
- 1 Dose Kichererbsen, abgespült und abgetropft
- 400 ml Kokosmilch
- 2 EL Currypulver
- 1 TL Kreuzkümmel
- 1 TL Kurkuma
- Salz und Pfeffer nach Geschmack
- Frischer Koriander zum Garnieren

VORBEREITUNG:

1. Zwiebeln, Knoblauch und Ingwer sollten bei mittlerer Hitze in einem großen Topf angebraten werden. Mit den Kartoffelwürfeln einige Minuten anbraten.
2. Die abgespülten Kichererbsen, Kokosmilch, Currypulver, Kreuzkümmel, Kurkuma, Salz und Pfeffer hinzufügen. Alle Zutaten sollten gut vermischt und zum Kochen gebracht werden.
3. Das Curry etwa 20 Minuten köcheln lassen, bis die Kartoffeln eine weiche Konsistenz haben.
4. Das Kichererbsen-Kartoffel-Curry mit frischem Koriander garnieren und servieren.

Kalorien: 380 kcal | Protein: 12 g | Kohlenstoffhydrate: 40 g | Fett: 18 g | Faser: 9 g

109. Quinoa-Bohnen-Burger

Zubereitungszeit: 30 Minuten | Kochzeit: 15 Minuten | Portionen: 4

ELEMENTE:

- 1 Tasse gekochte Quinoa
- 1 Dose schwarze Bohnen, abgespült und abgetropft
- 1 kleine Zwiebel, fein gehackt
- 2 Knoblauchzehen, gehackt
- 1 TL Kreuzkümmel
- 1 TL Paprika
- 1 TL Salz
- ½ TL schwarzer Pfeffer
- ½ Tasse Paniermehl
- 2 EL Olivenöl

VORBEREITUNG:

1. Machen Sie einen groben Brei, indem Sie die gekochte Quinoa und die abgespülten Bohnen vermischen.
2. Semmelbrösel, Zwiebeln, Knoblauch, Kreuzkümmel, Paprika, Salz und schwarzer Pfeffer sollten gleichzeitig zu der Mischung hinzugefügt werden.
3. Die Zutaten sollten gleichmäßig gemischt werden, bis sie gut vermischt sind.
4. Legen Sie die Pastetchen auf einen Teller, nachdem Sie die Mischung zu Pastetchen geformt haben. Die Burger-Patties sollten in einer mittelgroßen Pfanne in Olivenöl von beiden Seiten gebräunt werden.
5. Die Quinoa-Bohnen-Burger auf einem Burgerbrötchen servieren und nach Belieben mit Salat, Tomate und anderen Beilagen belegen.

Kalorien: 280 kcal | Protein: 12 g | Kohlenstoffhydrate: 42 g | Fett: 7 g | Faser: 9 g

110. Tofu-Gemüse-Braten

Zubereitungszeit: 20 Minuten | Kochzeit: 15 Minuten | Portionen: 4

ELEMENTE:

- 300 g fester Tofu, in Würfel geschnitten
- 2 EL Sojasauce
- 1 EL Ahornsirup
- 1 EL Olivenöl
- 1 Zwiebel, in Streifen geschnitten
- 2 Knoblauchzehen, gehackt
- 1 rote Paprika, in Streifen geschnitten
- 1 gelbe Paprika, in Streifen geschnitten
- 1 Zucchini, in Scheiben geschnitten
- 200 g Champignons, in Scheiben geschnitten
- 2 EL Teriyaki-Sauce
- 2 EL gehackte Frühlingszwiebeln zum Garnieren

VORBEREITUNG:

1. Nach etwa 10 Minuten sollte der Tofu aus der Marinade genommen werden. Die marinierten Tofuwürfel im Olivenöl unter häufigem Rühren kochen, bis sie goldbraun und knusprig sind. Beiseite stellen.
2. In derselben Pfanne auch die Zwiebel und den Knoblauch anbraten. Paprika, Zucchini und Pilze weitere 5–7 Minuten anbraten.
3. Gemüse sollte gut mit der Teriyaki-Sauce vermischt werden.
4. Sobald die frittierten Tofuwürfel wieder in der Pfanne sind, alle Zutaten zusammen noch 2-3 Minuten erhitzen.
5. Den Tofu-Gemüse-Braten auf Tellern anrichten und mit gehackten Frühlingszwiebeln garnieren.

Kalorien: 220 kcal | Protein: 18 g | Kohlenstoffhydrate: 16 g | Fett: 10 g | Faser: 3 g

111. Kürbissuppe mit knusprigen Brotscheiben

Zubereitungszeit: 10 Minuten | Kochzeit: 30 Minuten | Portionen: 4

ELEMENTE:

- 1 kg Kürbis, entkernt und in Stücke geschnitten
- 1 Zwiebel, gehackt
- 2 Knoblauchzehen, gehackt
- 2 Karotten, geschält und in Scheiben geschnitten
- 1 Apfel, geschält, entkernt und gewürfelt
- 4 Tassen Gemüsebrühe
- 1 Teelöffel gemahlener Ingwer
- 1 Teelöffel gemahlener Kreuzkümmel
- 1 Teelöffel Kurkuma
- Salz und Pfeffer nach Geschmack
- 4 Scheiben Bauernbrot
- Olivenöl zum Bestreichen des Brotes

VORBEREITUNG:

1. Erhitze Olivenöl in einem großen Topf. Brate Zwiebel und Knoblauch weich und duftend an. Gib Kürbis, Karotten und Apfel hinzu und rühre um.
2. Koche das Gemüse für ca. 5 Minuten. Gieße Gemüsebrühe in den Topf, füge Ingwer, Kreuzkümmel und Kurkuma hinzu. Koche die Suppe für 20-25 Minuten, bis das Gemüse weich ist.
3. Bereite die knusprigen Brotscheiben im vorgeheizten Backofen bei 180°C vor. Püriere die weichen Gemüse zu einer cremigen Suppe. Erhitze die pürierte Suppe bei Bedarf. Würze sie mit Salz und Pfeffer und serviere sie in Schüsseln.
4. Garniere jede Portion mit einer knusprigen Brotscheibe. Dekoriere die Suppe nach Belieben.
5. Genieße die warme Kürbissuppe mit knusprigen Brotscheiben.

Kalorien:: 250 kcal | Protein: 5 g | Kohlenstoffhydrate: 40 g | Fett: 10 g | Faser: 8 g

112. Pasta mit Tomatensauce, Auberginen und Basilikum

Zubereitungszeit: 15 Minuten | Kochzeit: 30 Minuten | Portionen: 4

ELEMENTE:

- 400 g Pasta (z.B. Spaghetti)
- 2 Auberginen
- 4 reife Tomaten
- 2 Knoblauchzehen
- 1 Handvoll frisches Basilikum
- Olivenöl
- Salz und Pfeffer nach Geschmack

VORBEREITUNG

1. Auberginen in Scheiben schneiden und leicht salzen. 15 Minuten ruhen lassen.
2. Tomaten schälen, entkernen und hacken. Knoblauch zerdrücken, Basilikum hacken.
3. Auberginenscheiben trocken tupfen und goldbraun braten.
4. Nudeln al dente kochen. In Pfanne Olivenöl erhitzen, Knoblauch anbraten, Tomaten hinzufügen und köcheln lassen.
5. Gebratene Auberginen zur Tomatensauce geben, mit Salz und Pfeffer abschmecken. Nudeln untermischen und mit Basilikum servieren.

Kalorien: 400 kcal | Protein: 12 g | Kohlenstoffhydrate: 80 g | Fett: 5 g | Faser: 9 g

113. Grünkohlsalat mit knusprigem Gemüse

Zubereitungszeit: 15 Minuten | Kochzeit: 25 Minuten | Portionen: 4

ELEMENTE:

- 200 g Grünkohl
- 1 rote Paprika
- 1 gelbe Paprika
- 1 Zucchini
- 1 Karotte
- 1 kleine rote Zwiebel
- 1 Knoblauchzehe
- 2 EL Olivenöl
- Saft einer Zitrone
- Salz und Pfeffer nach Geschmack

VORBEREITUNG:

1. Den Grünkohl gründlich waschen, die Stiele entfernen und die Blätter in mundgerechte Stücke zupfen.
2. Die Paprika, Zucchini und Karotte waschen und in feine Knoblauch und Zwiebeln sollten fein gehackt werden. Die Zwiebel und den Knoblauch sollten in Olivenöl goldbraun angebraten werden.
3. Paprika, Zucchini und Karotten sollten etwa 5–7 Minuten lang angebraten werden, bis sie leicht knusprig sind. Sobald das Gemüse 3–5 Minuten angebraten ist, den Grünkohl hinzufügen.Mit Salz und Pfeffer abschmecken.
4. Den Grünkohlsalat auf Teller verteilen und warm oder kalt servieren.

Kalorien: 150 kcal | Protein: 5 g | Kohlenstoffhydrate: 15 g | Fett: 8 g | Faser: 6 g

114. Vegetarische Tacos mit schwarzen Bohnen und Avocado-Sauce

Zubereitungszeit: 20 Minuten | Kochzeit: 15 Minuten | Portionen: 4

ELEMENTE:

- 8 Tortillas
- 400 g schwarze Bohnen (aus der Dose)
- 1 rote Zwiebel
- 1 Knoblauchzehe
- 1 TL Kreuzkümmel
- 1 TL Paprikapulver
- 1 TL Chilipulver (optional)
- 1 Avocado
- Saft einer Limette
- Salz und Pfeffer nach Geschmack
- Frische Korianderblätter zum Garnieren

VORBEREITUNG:

1. Bereiten Sie den Knoblauch und die Zwiebel vor, indem Sie sie fein hacken.
2. Die Zwiebel in einer Pfanne mit Olivenöl anbraten. Knoblauch, Kreuzkümmel, Paprikapulver und Chilipulver sollten alle gleichzeitig hinzugefügt und etwa 1 Minute lang angebraten werden.
3. Die schwarzen Bohnen sollten abgespült und abgetropft werden. Zu den Gewürzen in der Pfanne geben und für weitere 5 Minuten erhitzen, bis die Bohnen durchgewärmt sind.
4. Die Avocado halbieren, den Kern entfernen und das Fruchtfleisch mit einer Gabel zerdrücken. Mit Limettensaft, Salz und Pfeffer würzen.
5. Erwärmen Sie die Tortillas wie auf der Packung angegeben.
6. Jede Tortilla mit einer Schicht der warmen schwarzen Bohnen belegen und mit Avocado-Sauce beträufeln. Nach Belieben mit frischen Korianderblättern garnieren.
7. Die gefüllten Tacos zusammenklappen und servieren.

Kalorien: 280 kcal | Protein: 10 g | Kohlenstoffhydrate: 40 g | Fett: 8 g | Faser: 7 g

115. Ratatouille mit gegrilltem Hähnchen

Zubereitungszeit: 20 Minuten | Kochzeit: 40 Minuten | Portionen: 4

ELEMENTE:

- 2 Zucchini
- 1 Aubergine
- 2 rote Paprika
- 2 gelbe Paprika
- 1 Zwiebel
- 2 Knoblauchzehen
- 4 reife Tomaten
- 2 EL Olivenöl
- 1 TL getrocknete Kräuter der Provence
- Salz und Pfeffer nach Geschmack
- 4 Hähnchenbrustfilets

VORBEREITUNG:

1. Bereiten Sie Zucchini, Auberginen und Paprika vor, indem Sie sie waschen und in kleine Würfel schneiden. Zwiebel und Knoblauch fein hacken. Die Tomaten würfeln, nachdem sie gehäutet und entkernt wurden.
2. Zwiebeln und Knoblauch werden in einem großen Topf in Olivenöl glasig sautiert.
3. Die gewürfelten Zucchini, Aubergine und Paprika hinzufügen und für etwa 10 Minuten anbraten, bis sie leicht weich sind.
4. Zu diesem Zeitpunkt sollten die gewürfelten Tomaten und die getrockneten Kräuter hinzugefügt werden. Nach 20 Minuten das Ratatouille mit Salz und Pfeffer würzen. Während das Hähnchen grillt oder brät, etwas Olivenöl in eine Pfanne geben und die Hähnchenbrüste garen.
5. Das Ratatouille zusammen mit dem gegrillten Hähnchen servieren.

Kalorien: 300 kcal | Protein: 30 g | Kohlenstoffhydrate: 20 g | Fett: 10 g | Faser: 9 g

116. Quinoa-Bohnenbällchen mit Tomatensauce

Zubereitungszeit: 20 Minuten | Kochzeit: 25 Minuten | Portionen: 4

ELEMENTE:

- 200 g Quinoa
- 400 g schwarze Bohnen (aus der Dose)
- 1 Karotte
- 1 Zwiebel
- 2 Knoblauchzehen
- 1 Ei
- 4 EL Semmelbrösel
- 2 EL gehackte Petersilie
- 1 TL Paprikapulver
- Salz und Pfeffer nach Geschmack
- 2 EL Olivenöl
- 400 ml passierte Tomaten
- 1 TL getrocknetes Basilikum

VORBEREITUNG:

1. Quinoa nach Packungsanleitung kochen und abkühlen lassen. Schwarze Bohnen abspülen und abtropfen lassen.
2. Zwiebeln und Knoblauch fein hacken, in Olivenöl glasig dünsten. Karotten fein reiben und in etwas Olivenöl mit Zwiebeln und Knoblauch anbraten, bis sie glasig sind.
3. Die abgekühlte Quinoa, Bohnen, Karotte, Zwiebel, Knoblauch, Ei, Semmelbrösel, gehackte Petersilie und Paprikapulver in einer Schüssel vermengen. Mit Salz und Pfeffer würzen.
4. Die Mischung in einer Pfanne mit etwas Olivenöl anbraten und kleine Kugeln formen.
5. In einem separaten Topf die passierten Tomaten mit getrocknetem Basilikum erhitzen und für etwa 10 Minuten köcheln lassen. Die Tomatensauce über die Quinoa-Bohnenbällchen geben und servieren.

Kalorien: 320 kcal | Protein: 15 g | Kohlenstoffhydrate: 45 g | Fett: 8 g | Faser: 13 g

117. Tempeh-Gemüse-Pfanne

Zubereitungszeit: 15 Minuten | Kochzeit: 20 Minuten | Portionen: 4

ELEMENTE:

- 200 g Tempeh
- 1 rote Paprika
- 1 gelbe Paprika
- 1 Zucchini
- 1 Karotte
- 1 kleine Zwiebel
- 2 Knoblauchzehen
- 3 EL Sojasauce
- 1 EL Ahornsirup
- 1 TL geräuchertes Paprikapulver
- 1 TL gemahlener Kreuzkümmel
- 2 EL Olivenöl
- Salz und Pfeffer nach Geschmack
- Frischer Koriander zum Garnieren

VORBEREITUNG:

1. Den Tempeh in kleine Würfel schneiden. Die Paprika, Zucchini und Karotte ebenfalls würfeln. Knoblauch und Zwiebeln sollten fein gehackt werden.

2. Zwiebel und Knoblauch in einer großen Pfanne in Olivenöl glasig dünsten. Nach etwa fünf Minuten Anbraten sollte der Tempeh leicht gebräunt sein.

3. Bis das Gemüse weich, aber noch knackig ist, Paprika, Zucchini und Karotte hinzufügen.

4. In einer kleinen Schüssel Sojasauce, Ahornsirup, geräuchertes Paprikapulver, gemahlenen Kreuzkümmel, Salz und Pfeffer vermengen. Mischen Sie die Mischung gut mit dem Tempeh und dem Gemüse in der Pfanne. Decken Sie die Pfanne mit einem Deckel ab, nachdem Sie sie vom Herd genommen haben. Für etwa 5 Minuten ruhen lassen, damit sich die Aromen entfalten können.

5. Die Tempeh-Gemüse-Pfanne auf Teller verteilen und mit frischem Koriander garnieren.

Kalorien: 280 kcal | Protein: 15 g | Kohlenstoffhydrate: 20 g | Fett: 15 g | Faser: 13 g

118. Paprikagemüse mit Tofu

Zubereitungszeit: 15 Minuten | Kochzeit: 25 Minuten | Portionen: 4

ELEMENTE:

- 2 rote Paprika
- 2 gelbe Paprika
- 1 grüne Paprika
- 1 Zwiebel
- 2 Knoblauchzehen
- 200 g Tofu
- 2 EL Olivenöl
- 1 TL Paprikapulver
- Salz und Pfeffer nach Geschmack
- Frischer Schnittlauch zum Garnieren

VORBEREITUNG:

1. Die Paprika halbieren, entkernen und entkernen. Zwiebel und Knoblauch sollten fein gehackt werden. Tofu sollte in Würfel geschnitten werden.

2. In einer Pfanne das Olivenöl erhitzen, um die Zwiebel und den Knoblauch weich zu machen. Etwa 10-12 Minuten reichen aus, damit die Paprikastreifen zart werden.

3. Den Tofu und das Paprikapulver in die Pfanne geben und für weitere 5 Minuten braten, bis der Tofu goldbraun ist.

4. Mit Salz und Pfeffer würzen und alles gut vermengen.

5. Das Paprikagemüse auf Teller verteilen und mit frischem Schnittlauch garnieren.

Kalorien: 180 kcal | Protein: 10 g | Kohlenstoffhydrate: 10 g | Fett: 12 g | Faser: 5 g

119. Steinpilzrisotto

Zubereitungszeit: 10 Minuten | Kochzeit: 30 Minuten | Portionen: 4

ELEMENTE:

- 300 g Risottoreis
- 150 g getrocknete Steinpilze
- 1 Zwiebel
- 2 Knoblauchzehen
- 1 Liter Gemüsebrühe
- 100 ml Weißwein
- 2 EL Olivenöl
- 2 EL Butter (optional)
- 50 g Parmesan (optional)
- Salz und Pfeffer nach Geschmack
- Frische Petersilie zum Garnieren

VORBEREITUNG:

1. Steinpilze in warmem Wasser einweichen, abtropfen lassen und grob hacken. Zwiebel und Knoblauch sollten fein gehackt werden. Olivenöl in einem Topf erhitzen, Zwiebel und Knoblauch darin glasig dünsten.
2. Wenn der Risottoreis glasig ist, in die Pfanne geben und kurz anbraten. Weißwein hinzufügen und einkochen lassen, bis der Reis den Wein aufgenommen hat.
3. Sobald der Reis die Flüssigkeit aufgesogen hat, nach und nach die Gemüsebrühe hinzufügen. Der Reis sollte nach 20 bis 25 Minuten Garzeit al dente sein. Lassen Sie das Risotto noch 2-3 Minuten köcheln, nachdem Sie die gehackten Steinpilze hinzugefügt haben.
4. Optional Butter und Parmesan zum Risotto hinzufügen und gut vermengen. Mit Salz und Pfeffer abschmecken. Das Steinpilzrisotto auf Tellern mit einer Garnitur aus frischer Petersilie belegen.

Kalorien: 350 kcal | Protein: 8 g | Kohlenstoffhydrate: 60 g | Fett: 8 g | Faser: 3 g

120. Zucchinipfanne mit Kichererbsen

Zubereitungszeit: 10 Minuten | Kochzeit: 20 Minuten | Portionen: 4

ELEMENTE:

- 2 Zucchini
- 1 rote Paprika
- 1 gelbe Paprika
- 1 Zwiebel
- 2 Knoblauchzehen
- 400 g Kichererbsen (aus der Dose, abgetropft)
- 2 EL Olivenöl
- 1 TL Kreuzkümmel
- 1 TL Paprikapulver
- Salz und Pfeffer nach Geschmack
- Frischer Koriander zum Garnieren

VORBEREITUNG:

1. Die Zucchini in Scheiben schneiden. Paprika sollten entkernt und in Streifen geschnitten werden. Knoblauch und Zwiebeln sollten fein gehackt werden.
2. Zwiebel und Knoblauch in Olivenöl glasig dünsten.
3. Die Zucchini- und Paprikascheiben etwa 8–10 Minuten anbraten.
4. Weitere 5 Minuten anbraten, bis Kichererbsen, Kreuzkümmel und Paprikapulver durchgewärmt sind.
5. Mit Salz und Pfeffer würzen und gut vermengen.
6. Nach dem Teilen des Zucchini-Auflaufs sollte jeder Teller mit frischem Koriander garniert werden.

Kalorien: 220 kcal | Protein: 10 g | Kohlenstoffhydrate: 25 g | Fett: 8 g | Faser: 11 g

121. Kichererbsen-Hummus mit Gemüsesticks

Zubereitungszeit: 15 Minuten | Kochzeit: - | Portionen: 4

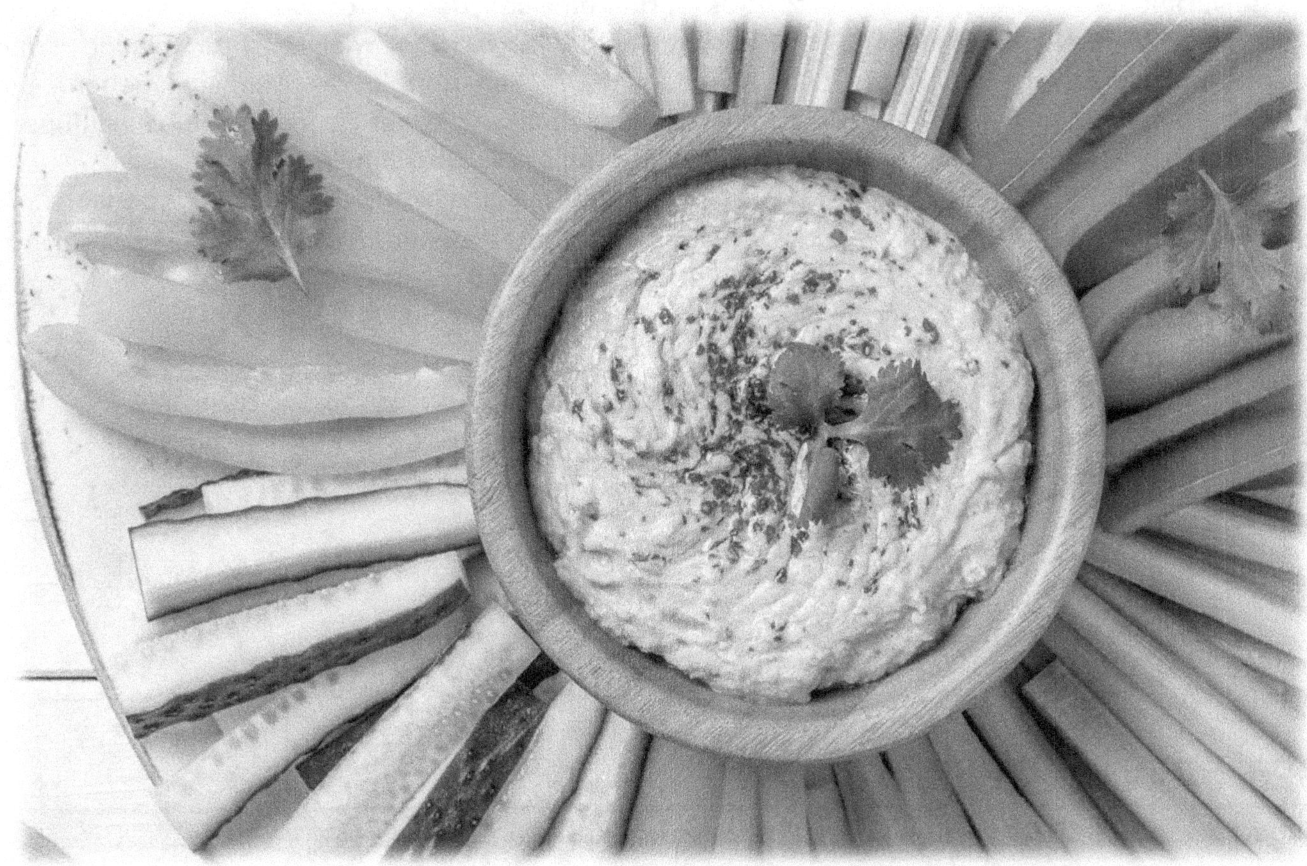

ELEMENTE:

- 400 g Kichererbsen aus der Dose
- 2 Knoblauchzehen, gehackt
- 3 EL Tahini (Sesampaste)
- 3 EL Zitronensaft
- 2 EL Olivenöl
- Salz und Pfeffer nach Geschmack
- Gemüsesticks zum Servieren (z.B. Karotten, Paprika, Gurken)

VORBEREITUNG:

1. Die Kichererbsen abspülen und abtropfen lassen.
2. Kichererbsen, Knoblauch, Tahini, Zitronensaft und Olivenöl sollten in einem Mixer oder einer Küchenmaschine püriert werden, bis eine glatte Masse entsteht.
3. Dem Hummus Salz und Pfeffer hinzufügen.
4. Mit den Gemüsesticks den Hummus servieren.

Kalorien: 180 kcal | Proteine: 8 g | Kohlenstoffhydrate: 16 g | Fett: 10 g | Faser: 6 g

122. Guacamole mit Maischips

Zubereitungszeit: 10 Minuten | Kochzeit: - | Portionen: 4

ELEMENTE:

- 2 reife Avocados
- 1 Tomate, entkernt und gewürfelt
- 1 kleine Zwiebel, fein gehackt
- 1 Knoblauchzehe, gehackt
- Saft einer Limette
- Salz und Pfeffer nach Geschmack
- Maischips zum Servieren

VORBEREITUNG:

1. Die Avocados halbieren, den Kern entfernen und das Fruchtfleisch mit einem Löffel herauslösen.
2. Das Fruchtfleisch der Avocado mit einer Gabel zerdrücken. Tomaten, Zwiebeln, Knoblauch und Limettensaft hacken und in die Schüssel geben. Gut kombinieren. Salz und Pfeffer zur Guacamole hinzufügen.
3. Mit den Maischips die Guacamole servieren.
4. Die Guacamole zusammen mit den Maischips serviere

Kalorien: 150 kcal | Proteine: 2 g | Kohlenstoffhydrate: 10 g | Fett: 12 g | Faser: 6 g

123. Süßkartoffelkroketten

Zubereitungszeit: 30 Minuten | Kochzeit: 20 Minuten | Portionen: 4

ELEMENTE:

- 2 große Süßkartoffeln, geschält und gewürfelt
- 2 EL Olivenöl
- 1 TL Paprikapulver
- 1 TL Knoblauchpulver
- Salz und Pfeffer nach Geschmack
- Paniermehl zum Panieren
- Öl zum Frittieren

VORBEREITUNG:

1. Um Süßkartoffeln zu kochen, kochen Sie sie in Wasser, bis sie weich sind. Nach dem Abtropfen abkühlen lassen.
2. Mit Olivenöl, Paprika, Knoblauchpulver, Salz und Pfeffer die gekochten Süßkartoffeln mit den Gewürzen vermischen.
3. Rollen Sie die Kroketten in Semmelbröseln und formen Sie anschließend kleine Kugeln daraus.
4. Vor dem Braten der Kroketten sollte ein Topf mit Öl erhitzt werden. Vor dem Servieren sollten die Kroketten auf Küchenpapier abgetropft werden.

Kalorien: 180 kcal | Proteine: 3 g | Kohlenstoffhydrate: 28 g | Fett: 6 g | Faser: 5 g

124. Gemüse-Frittata-Torte

Zubereitungszeit: 20 Minuten | Kochzeit: 30 Minuten | Portionen: 6

ELEMENTE:

- 6 Eier
- 100 ml Milch
- 1 Zucchini, gewürfelt
- 1 Paprika, gewürfelt
- 1 Zwiebel, gehackt
- 100 g Champignons, in Scheiben geschnitten
- 50 g geriebener Käse
- Salz und Pfeffer nach Geschmack
- Olivenöl zum Braten

VORBEREITUNG:

1. Die Eier in einer Schüssel verquirlen und die Milch hinzufügen. Mit Salz und Pfeffer würzen.
2. Gebratenes Gemüse wird in Olivenöl weich gebraten. Nachdem die Eiermischung über das Gemüse gegossen wurde, wird geriebener Käse darüber gestreut.
3. Etwa 30 Minuten nachdem die Frittata-Torte in die Pfanne gegeben wurde, decken Sie sie mit einem Deckel ab und backen Sie sie, bis sie fest ist.
4. Die Frittata-Torte in Stücke schneiden und servieren.

Kalorien: 180 kcal | Proteine: 12 g | Kohlenstoffhydrate: 8 g | Fett: 11 g | Faser: 2 g

125. Quinoa- und Bohnenbällchen

Zubereitungszeit: 20 Minuten | Kochzeit: 25 Minuten | Portionen: 4

ELEMENTE:

- 200 g gekochte Quinoa
- 200 g schwarze Bohnen aus der Dose, abgespült und abgetropft
- 1 kleine Zwiebel, fein gehackt
- 2 Knoblauchzehen, gehackt
- 2 EL gehackte frische Petersilie
- 2 EL Vollkornmehl
- 1 TL gemahlener Kreuzkümmel
- 1 TL Paprikapulver
- Salz und Pfeffer nach Geschmack
- Olivenöl zum Braten

VORBEREITUNG:

1. Die gekochte Quinoa und die abgespülten Bohnen in einer Schüssel vermischen und leicht zerdrücken.
2. Die gehackte Zwiebel, Knoblauch, Petersilie, Vollkornmehl, Kreuzkümmel, Paprikapulver, Salz und Pfeffer hinzufügen. Achten Sie darauf, gut zu vermischen.
3. Aus der Mischung kleine Kugeln formen. Die Kugeln sollten in einer Pfanne mit etwas Olivenöl goldbraun gebraten werden.
4. Sobald die Quinoa- und Bohnenbällchen abgetropft sind, sollten sie auf Papiertüchern serviert werden.

Kalorien: 160 kcal | Proteine: 8 g | Kohlenstoffhydrate: 27 g | Fett: 3 g | Faser: 8 g

126. Fruchtspieße

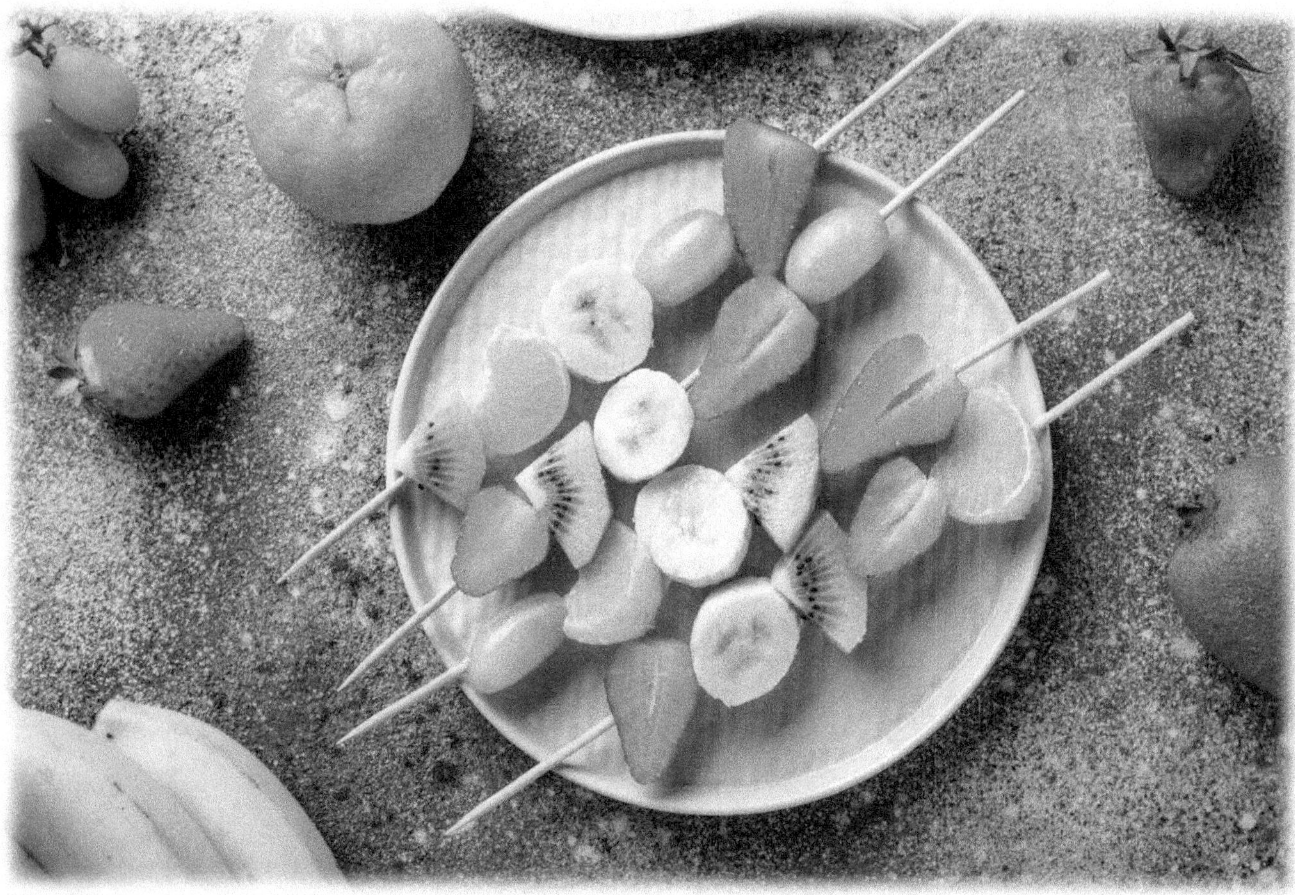

ELEMENTE:

- Eine Auswahl an frischem Obst (z.B. Erdbeeren, Ananas, Trauben, Kiwi, Melone)
- Holzspieße

VORBEREITUNG:

1. Aus den Früchten mundgerechte Stücke formen.
2. Holzspieße sollten abwechselnd mit Fruchtstücken aufgefädelt werden.
3. Die Fruchtspieße gekühlt servieren.

Kalorien: 80 kcal | Proteine: 1 g | Kohlenstoffhydrate: 20 g | Fett: 0 g | Faser: 3 g

127. Selbstgemachte Energieriegel

Zubereitungszeit: 15 Minuten | Kochzeit: 25 Minuten | Portionen: 8

ELEMENTE:

- 150 g Haferflocken
- 100 g gemischte Nüsse, grob gehackt
- 50 g getrocknete Früchte, gehackt (z.B. Rosinen, Cranberries)
- 2 EL Honig oder Ahornsirup
- 2 EL Erdnussbutter
- 1 TL Vanilleextrakt
- 2 EL Wasser

VORBEREITUNG:

1. Die Haferflocken, gehackten Nüsse und getrockneten Früchte in einer Schüssel vermischen.
2. In einem kleinen Topf Honig oder Ahornsirup, Erdnussbutter, Vanilleextrakt und Wasser erhitzen, bis sich alles gut vermischt hat.
3. Stellen Sie sicher, dass alle Zutaten gleichmäßig verteilt sind, indem Sie die warme Mischung über die Haferflockenmischung gießen.
4. Eine mit Backpapier ausgelegte Form mit der Masse füllen und fest andrücken.
5. Die Riegel sollten innerhalb von 25 Minuten nach dem Einlegen in den Kühlschrank fest werden.
6. Die Energieriegel in Stücke schneiden und servieren.

Kalorien: 180 kcal | Proteine: 5 g | Kohlenstoffhydrate: 22 g | Fett: 8 g | Faser: 4 g

128. Vollkorn-Walnuss-Cookies mit Cranberries

Zubereitungszeit: 15 Minuten | Kochzeit: 12 Minuten | Portionen: 12

ELEMENTE:

- 150 g Vollkornmehl
- 100 g Haferflocken
- 100 g Walnüsse, grob gehackt
- 50 g getrocknete Cranberries
- 75 g brauner Zucker
- 75 g Kokosöl, geschmolzen
- 1 Ei
- 1 TL Vanilleextrakt
- 1 TL Backpulver
- Prise Salz

VORBEREITUNG:

1. Bereiten Sie ein Backblech vor, indem Sie es mit Stellen Sie sicher, dass der Backofen auf 180 °C vorgeheizt ist und legen Sie Backpapier aus.
2. Das Vollkornmehl, Haferflocken, gehackte Walnüsse, getrocknete Cranberries, braunen Zucker, geschmolzenes Kokosöl, Ei, Vanilleextrakt, Backpulver und Salz in einer Schüssel zu einem Teig vermischen.
3. Kleine Teigportionen auf das Backblech legen und mit einem Esslöffel leicht flach drücken.
4. Das Backen goldbrauner Kekse im vorgeheizten Ofen dauert etwa 12 Minuten.
5. Nach dem Abkühlen auf einem Kuchengitter servieren Sie die Kekse.

Kalorien: 180 kcal | Proteine: 4 g | Kohlenstoffhydrate: 19 g | Fett: 10 g | Faser: 3 g

129. Leinsamen-Chia-Cracker

Zubereitungszeit: 10 Minuten | Kochzeit: 30 Minuten | Portionen: 4

ELEMENTE:

- 50 g Leinsamen
- 50 g Chiasamen
- 50 g Sonnenblumenkerne
- 50 g Sesamsamen
- 1 TL Salz
- 150 ml Wasser

VORBEREITUNG:

1. Ein Backblech sollte mit Backpapier ausgelegt und der Backofen auf 150 Grad Celsius vorgeheizt sein.
2. Nach dem Mischen aller Zutaten sollte die Mischung etwa fünf Minuten lang quellen. Die Mischung sollte gleichmäßig auf dem Backblech verteilt werden.
3. Die Cracker sollten etwa 30 Minuten nach dem Vorheizen des Backblechs knusprig gebacken werden.
4. Brechen Sie die Cracker nach dem Abkühlen in Stücke

Kalorien: 150 kcal | Proteine: 6 g | Kohlenstoffhydrate: 7 g | Fett: 10 g | Faser: 7 g

130. Obst- und Gemüsesmoothie

Zubereitungszeit: 10 Minuten | Kochzeit: - | Portionen: 2

ELEMENTE:

- 1 reife Banane
- 1 Handvoll frische Spinatblätter
- 1/2 Gurke
- 1 Apfel, entkernt und gewürfelt
- Saft einer Orange
- 200 ml Wasser oder Kokoswasser
- Eiswürfel (optional)

VORBEREITUNG:

1. Machen Sie einen cremigen Smoothie, indem Sie alle Zutaten glatt rühren
2. Nach Belieben Eiswürfel hinzufügen und erneut mixen.
3. Den Smoothie in Gläser gießen und sofort servieren.

Kalorien: 120 kcal | Proteine: 2 g | Kohlenstoffhydrate: 27 g | Fett: 1 g | Faser: 5 g

131. Apfel-Mandel-Kuchen ohne Zucker

Zubereitungszeit: 20 Minuten | Kochzeit: 40 Minuten | Portionen: 8

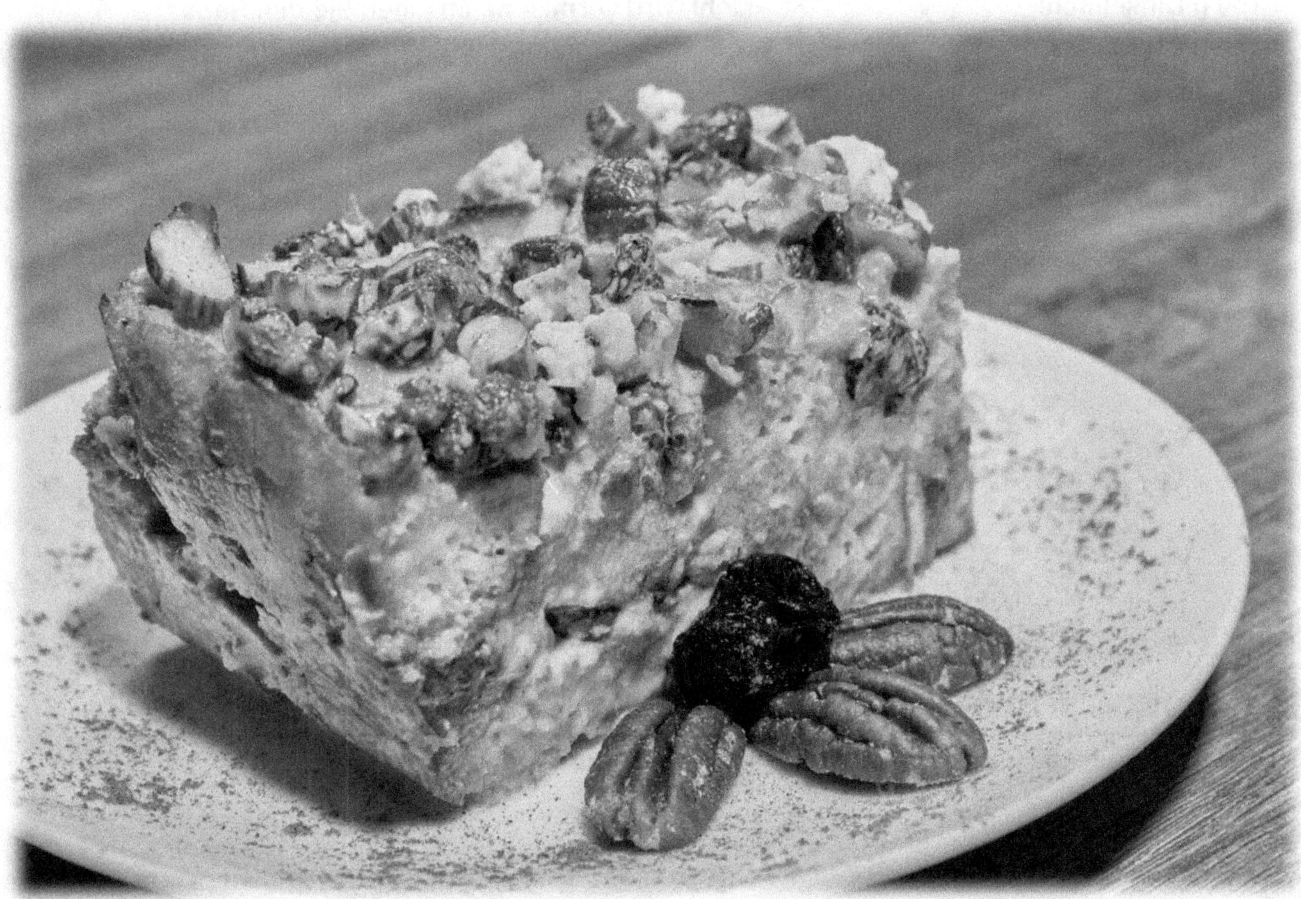

ELEMENTE:

- 250 g gemahlene Mandeln
- 4 Äpfel
- 4 Eier
- 100 g entsteinte Datteln
- 100 ml Mandelmilch
- 2 TL Zimt
- 1 TL Vanilleextrakt
- 1 TL Backpulver
- Prise Salz

VORBEREITUNG:

1. Die Datteln in warmem Wasser einweichen lassen.
2. Machen Sie kleine Apfelstücke, indem Sie sie schälen, entkernen und schneiden.
3. Die Datteln und Äpfel sollten nach dem Einweichen vermengt werden.Eier, Mandelmilch, gemahlene Mandeln, Zimt, Vanilleextrakt, Backpulver und Salz hinzufügen und alles gut vermengen.
4. Den Teig 40 Minuten bei 180 Grad Celsius in einer gefetteten Backform backen.
5. Den Kuchen nach dem Abkühlen in Scheiben schneiden.

Kalorien: 250 | Proteine: 8 g | Kohlenstoffhydrate: 20 g | Fett: 15 g | Faser: 6 g

132. Karotten-Nuss-Muffins

Zubereitungszeit: 15 Minuten | Kochzeit: 25 Minuten | Portionen: 12

ELEMENTE:

- 200 g Karotten, gerieben
- 100 g gemahlene Nüsse
- 150 g Dinkelmehl
- 100 g Honig
- 80 ml Rapsöl
- 2 Eier
- 1 TL Backpulver
- 1 TL Zimt
- Prise Salz

VORBEREITUNG:

1. Karotten schälen und fein raspeln.
2. Eine gleiche Mischung aus Backpulver, Zimt, Salz und Mehl wird vermischt. Mischen Sie den Raps.
3. Die Eiermischung sollte gut mit geriebenen Karotten vermischt werden.
4. Aus der Karotten-Ei-Mischung und den trockenen Zutaten einen Teig formen.
5. 25 Minuten bei 180 Grad Celsius backen, nachdem der Teig gleichmäßig auf die Muffinförmchen verteilt wurde.

Kalorien: 180 | Proteine: 4 g | Kohlenstoffhydrate: 18 g | Fett: 10 g | Faser: 4 g

133. Kokos-Panna Cotta mit Beerensoße

Zubereitungszeit: 10 Minuten | Kochzeit: 10 Minuten | Portionen: 4

ELEMENTE:

- 400 ml Kokosmilch
- 200 ml Sahne
- 50 g Kokosblütenzucker
- 2 TL Agar-Agar
- 1 TL Vanilleextrakt
- 200 g gemischte Beeren (z. B. Erdbeeren, Himbeeren, Blaubeeren)

VORBEREITUNG:

1. Kokosmilch, Sahne, Kokosblütenzucker, Agar-Agar und Vanilleextrakt in einem Topf vermengen.
2. Die Mischung sollte in einem Topf bei mittlerer bis hoher
3. Nachdem Sie die Hitze zum Kochen gebracht haben, lassen Sie es zwei Minuten lang köcheln.
4. Servieren Sie die Panna Cotta mit einer Sauce aus pürierten gemischten Beeren.

Kalorien: 250 | Proteine: 3 g | Kohlenstoffhydrate: 15 g | Fett: 20 g | Faser: 1 g

134. Dunkle Schokoladen-Brownies mit schwarzen Bohnen

Zubereitungszeit: 15 Minuten | Kochzeit: 25 Minuten | Portionen: 12

ELEMENTE:

- 400 g schwarze Bohnen, abgetropft und abgespült
- 100 g Hafermehl
- 80 g Kokosöl
- 80 g Ahornsirup
- 60 g ungesüßter Kakao
- 2 TL Backpulver
- 1 TL Vanilleextrakt
- 100 g dunkle Schokolade, gehackt
- Prise Salz

VORBEREITUNG:

1. Die schwarzen Bohnen in einem Mixer pürieren.
2. Hafermehl mit Kakao, Backpulver und Salz in einer Schüssel vermischen. In einem Topf Kokosöl, Ahornsirup und Vanilleextrakt schmelzen.
3. Die trockenen Zutaten sollten mit dem geschmolzenen Kokosöl in einer großen Rührschüssel vermischt werden.
4. Der Mischung sollten pürierte Bohnen und gehackte Schokolade hinzugefügt werden.
5. Der Teig sollte bei 180 Grad Celsius 25 Minuten lang in einer gefetteten Backform gebacken werden.

Kalorien: 180 | Proteine: 5 g | Kohlenstoffhydrate: 20 g | Fett: 10 g | Faser: 4 g

135. Schokoladen-Chia-Pudding

Zubereitungszeit: 5 Minuten | Kochzeit: 0 Minuten | Portionen: 2

ELEMENTE:

- 4 EL Chiasamen
- 2 EL ungesüßter Kakao
- 1 EL Ahornsirup
- 240 ml Mandelmilch
- 1/2 TL Vanilleextrakt

VORBEREITUNG:

1. Chiasamen, Kakao und Ahornsirup in einer Schüssel vermischen.
2. Mandelmilch in eine Rührschüssel geben und Vanilleextrakt hinzufügen. Der Pudding sollte nach dem Abdecken über Nacht im Kühlschrank stehen.
3. Den Schokoladen-Chia-Pudding vor dem Servieren gut umrühren und nach Belieben mit Früchten oder Nüssen garnieren.

Kalorien: 180 | Proteine: 6 g | Kohlenstoffhydrate: 20 g | Fett: 8 g | Faser: 11 g

136. Frucht-Crumble mit Granola

Zubereitungszeit: 15 Minuten | Kochzeit: 25 Minuten | Portionen: 6

ELEMENTE:

- 500 g gemischte Früchte (z. B. Äpfel, Beeren, Pfirsiche)
- 50 g Haferflocken
- 50 g Dinkelmehl
- 40 g Mandeln, gehackt
- 30 g Kokosöl, geschmolzen
- 30 g Ahornsirup
- 1 TL Zimt
- Prise Salz

VORBEREITUNG:

1. Schneiden Sie die Früchte nach dem Waschen, Schälen und Schneiden in Stücke.
2. Eine Auflaufform sollte gleichmäßig mit den Früchten bestrichen werden.
3. In einer separaten Schüssel Haferflocken, Dinkelmehl, gehackte Mandeln, geschmolzenes Kokosöl, Ahornsirup, Zimt und Salz vermischen.
4. Die Granola-Mischung über die Früchte streuen.
5. Das Müsli und die Früchte sollten nach 25 Minuten Backen bei 180 Grad Celsius weich und knusprig sein.

Kalorien: 200 | Proteine: 3 g | Kohlenstoffhydrate: 25 g | Fett: 10 g | Faser: 6 g

137. Bananen-Hafer-Pancakes ohne Gluten

Zubereitungszeit: 10 Minuten | Kochzeit: 10 Minuten | Portionen: 4

ELEMENTE:

- 2 reife Bananen
- 100 g Haferflocken, gemahlen
- 2 Eier
- 120 ml Mandelmilch
- 1 TL Backpulver
- 1 TL Zimt
- Prise Salz
- Kokosöl zum Braten

VORBEREITUNG:

1. Zerdrücke die Bananen in einer Schüssel mit einer Gabel, nachdem du sie geschält hast.
2. Ein glatter Teig kann hergestellt werden, indem man die zerdrückten Bananen mit Haferflocken, Eiern, Mandelmilch, Backpulver, Zimt und Salz mischt.
3. Bei schwacher Hitze Kokosöl schmelzen.
4. Die Pfannkuchen mit einer Kelle Teig von beiden Seiten goldbraun braten.
5. Nachdem die Pfannkuchen fertig sind, mit Ahornsirup oder frischem Obst servieren.

Kalorien: 180 | Proteine: 5 g | Kohlenstoffhydrate: 25 g | Fett: 6 g | Faser: 6 g

138. Selbstgemachtes Fruchteis

Zubereitungszeit: 10 Minuten | Kochzeit: 0 Minuten | Portionen: 4

ELEMENTE:

- 400 g gefrorene Früchte (z. B. Beeren, Mango, Banane)
- 200 ml Kokosmilch
- 2 EL Honig
- 1 TL Vanilleextrakt

VORBEREITUNG:

1. Mit einem Mixer die gefrorenen Früchte, Kokosmilch, Honig und Vanilleextrakt vermischen.
2. Bis die Masse cremig ist, alle Zutaten gut vermischen.
3. Das Fruchteis sofort servieren oder in eine Schüssel füllen und für später einfrieren.

Kalorien: 150 | Proteine: 2 g | Kohlenstoffhydrate: 20 g | Fett: 8 g | Faser: 4 g

139. Zitronen-Mandel-Tarte ohne Gluten

Zubereitungszeit: 30 Minuten | Kochzeit: 40 Minuten | Portionen: 8

ELEMENTE:

- 200 g Mandelmehl
- 100 g Kokosöl, geschmolzen
- 60 g Ahornsirup
- Saft und Schale von 2 Zitronen
- 4 Eier
- 1 TL Backpulver
- Prise Salz

VORBEREITUNG:

1. Mandelmehl, Kokosöl, Ahornsirup, Saft, Schale und Backpulver von zwei Zitronen in einer Schüssel vermischen.
2. Die Mischung zu einem Teig kneten und in eine gefettete Tarteform drücken.
3. Nach 40 Minuten Backzeit bei 180 Grad Celsius sollte eine goldbraune Kruste erreicht sein.
4. Während die Torte abkühlt, können dekorative Zitronenspalten auf die Torte gelegt werden.

Kalorien: 220 | Proteine: 6 g | Kohlenstoffhydrate: 10 g | Fett: 18 g | Faser: 4 g

140. Vegane Erdbeer-Cheesecake

Zubereitungszeit: 20 Minuten | Kochzeit: 0 Minuten | Portionen: 8

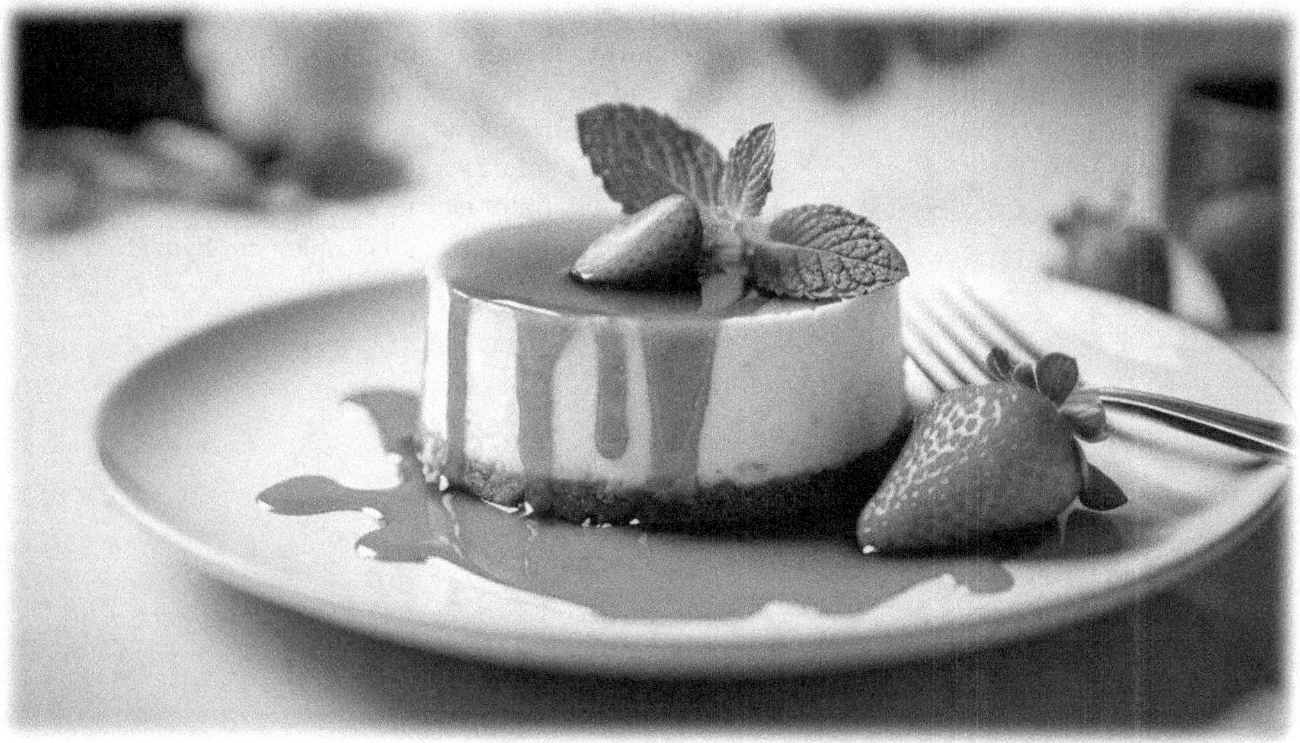

ELEMENTE

- 200 g Cashewnüsse, eingeweicht
- 200 g Erdbeeren
- 120 ml Kokosöl, geschmolzen
- 80 ml Ahornsirup
- Saft von 1 Zitrone
- 1 TL Vanilleextrakt
- Prise Salz
- Frische Erdbeeren zum Garnieren

VORBEREITUNG:

1. Die eingeweichten Cashewnüsse abtropfen lassen und in einem Mixer pürieren.
2. Erdbeeren, geschmolzenes Kokosöl, Ahornsirup, Zitronensaft, Vanilleextrakt und Salz zu den pürierten Cashewnüssen geben und alles gut mixen, bis eine cremige Konsistenz entsteht.
3. Nach dem Gießen der Käsekuchenmischung in kleine Gläser oder Auflaufförmchen mindestens 2 Stunden im Kühlschrank ruhen lassen.
4. Frische Erdbeeren sollten vor dem Servieren garniert werden.

Kalorien: 250 | Proteine: 4 g | Kohlenstoffhydrate: 15 g | Fett: 20 g | Faser: 4 g

141. Schoko-Nuss-Kekse mit Pekannüssen

Zubereitungszeit: 15 Minuten | Kochzeit: 12 Minuten | Portionen: 12

ELEMENTE:

- 100 g dunkle Schokolade
- 100 g gemahlene Mandeln
- 80 g Dinkelmehl
- 60 g Pekannüsse, gehackt
- 60 g Kokosöl, geschmolzen
- 60 g Ahornsirup
- 1 TL Backpulver
- Prise Salz

VORBEREITUNG:

1. Dunkle Schokolade über einem Wasserbad schmelzen, nachdem Sie sie grob gehackt haben.
2. In einer separaten Schüssel gemahlene Mandeln, Dinkelmehl, gehackte Pekannüsse, geschmolzenes Kokosöl, Ahornsirup, Backpulver und Salz vermischen.
3. Die geschmolzene Schokolade zu den trockenen Zutaten geben und alles zu einem Teig vermengen.
4. Legen Sie den Teig auf mit Backpapier ausgelegte Backbleche und rollen Sie ihn zu kleinen Kugeln.
5. Die Kekse bei 180 Grad Celsius für 12 Minuten backen, bis sie leicht golden sind.
6. Genießen Sie die Kekse, nachdem sie abgekühlt sind.

Kalorien: 180 | Proteine: 3 g | Kohlenstoffhydrate: 15 g | Fett: 12 g | Faser: 3 g

142. Glutenfreier Ricotta-Zitronenkuchen

Zubereitungszeit: 20 Minuten | Kochzeit: 40 Minuten | Portionen: 10

ELEMENTE

- 200 g Mandelmehl
- 100 g Kokosmehl
- 120 g Kokosöl, geschmolzen
- 100 g Ahornsirup
- 250 g Ricotta
- Saft und Schale von 2 Zitronen
- 4 Eier
- 1 TL Backpulver
- Prise Salz

VORBEREITUNG:

1. In einer Schüssel Mandelmehl, Kokosmehl, geschmolzenes Kokosöl, Ahornsirup, Ricotta, Saft und Schale von 2 Zitronen, Eier, Backpulver und Salz vermischen.
2. Die Kuchenform mit dem Teig einfetten und glatt streichen.
3. Nach etwa 40-minütigem Backen bei 180 Grad Celsius sollte es etwa 40 Minuten dauern, bis ein Zahnstocher sauber herauskommt.
4. Der Kuchen sollte vor dem Servieren abgekühlt und mit Zitronenspalten garniert werden.

Kalorien: 240 | Proteine: 8 g | Kohlenstoffhydrate: 18 g | Fett: 15 g | Faser: 5 g

143. Bittere Schokoladenmousse

Zubereitungszeit: 15 Minuten | Kochzeit: 0 Minuten | Portionen: 4

ELEMENTE:

- 200 g dunkle Schokolade
- 400 ml Kokosmilch
- 2 EL Ahornsirup
- 1 TL Vanilleextrakt
- Prise Salz

VORBEREITUNG:

1. Bereiten Sie eine Schüssel mit hitzebeständiger Schokolade zu, indem Sie die dunkle Schokolade grob hacken.
2. In einem Topf die Kokosmilch erhitzen, bis sie gerade anfängt zu kochen.
3. Die heiße Kokosmilch über die gehackte Schokolade gießen und etwa 2 Minuten stehen lassen, damit die Schokolade schmilzt.
4. Ahornsirup, Vanilleextrakt und Salz hinzufügen und alles gut verrühren, bis eine glatte Mousse entsteht.
5. Damit die Schokoladenmousse fest wird, muss sie mindestens zwei Stunden im Kühlschrank stehen.
6. Vor dem Servieren nach Belieben mit Schokoraspeln oder frischen Beeren garnieren.

Kalorien: 280 | Proteine: 4 g | Kohlenstoffhydrate: 20 g | Fett: 20 g | Faser: 6 g

144. Hafer-Bananenkekse

Zubereitungszeit: 10 Minuten | Kochzeit: 15 Minuten | Portionen: 12

ELEMENTE:

- 2 reife Bananen, zerdrückt
- 200 g Haferflocken
- 60 g Rosinen
- 60 g gehackte Nüsse (z. B. Walnüsse oder Mandeln)
- 2 EL Ahornsirup
- 1 TL Zimt

VORBEREITUNG:

1. Den Backofen auf 180 Grad Celsius vorheizen und ein Backblech mit Backpapier auslegen.
2. In einer Schüssel die zerdrückten Bananen, Haferflocken, Rosinen, gehackte Nüsse, Ahornsirup und Zimt vermischen.
3. Aus der Teigmasse kleine Kekse formen und auf das vorbereitete Backblech legen.
4. Es dauert etwa 15 Minuten, bis die Kekse bei 180 Grad Celsius goldbraun gebacken sind.
5. Die Kekse abkühlen lassen und luftdicht aufbewahren.

Kalorien: 120 | Proteine: 3 g | Kohlenstoffhydrate: 20 g | Fett: 4 g | Faser: 3 g

145. Joghurt-Heidelbeer-Gugelhupf

Zubereitungszeit: 20 Minuten | Kochzeit: 45 Minuten | Portionen: 10

ELEMENTE:

- 250 g Mehl
- 100 g Zucker
- 1 TL Backpulver
- Prise Salz
- 200 g Joghurt
- 3 Eier
- 100 ml Pflanzenöl
- 150 g Heidelbeeren

VORBEREITUNG:

1. Sie benötigen eine Gugelhupfform, die gefettet und auf 180 Grad Celsius vorgeheizt ist.
2. In einer Schüssel Mehl, Zucker, Backpulver und Salz vermischen.
3. In einer separaten Schüssel Joghurt, Eier und Pflanzenöl verrühren.
4. Wenn man die Joghurtmischung zu den trockenen Zutaten gibt, entsteht ein glatter Teig.
5. Die Blaubeeren vorsichtig unter den Teig heben.
6. Bereiten Sie die Gugelhupfform vor, indem Sie den Teig hineingießen und glatt streichen.
7. Wenn nach 45 Minuten ein Zahnstocher sauber herauskommt, ist der Kuchen bei 180 Grad Celsius gebacken.
8. Den Kuchen abkühlen lassen und nach dem Herausnehmen aus der Form mit Puderzucker bestäuben.

Kalorien: 230 | Proteine: 5 g | Kohlenstoffhydrate: 30 g | Fett: 10 g | Faser: 2 g

146. Quinoa-Salat mit gegrilltem Gemüse

Zubereitungszeit: 15 Minuten | Kochzeit: 20 Minuten | Portionen: 4

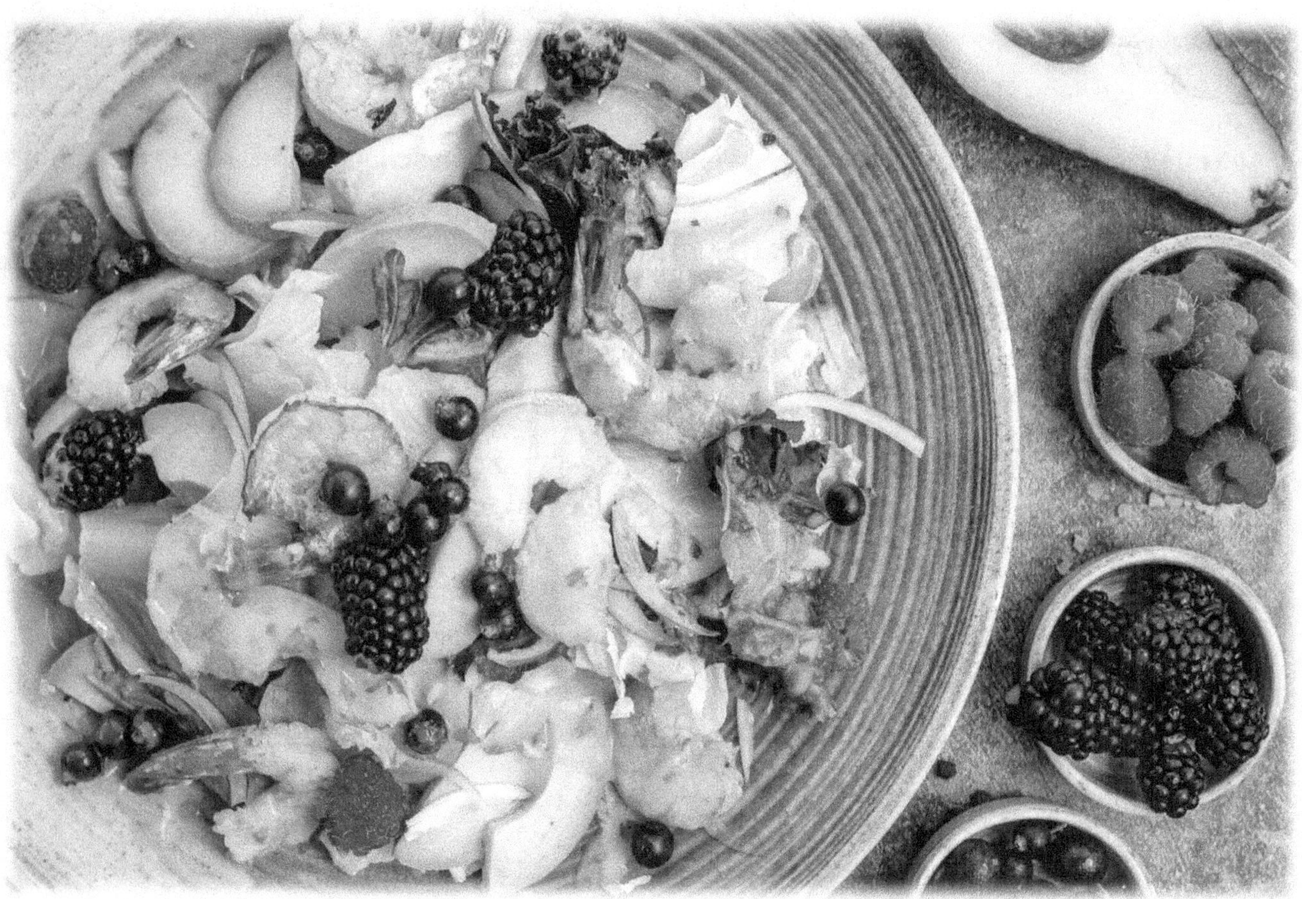

ELEMENTE:

- 200 g Quinoa
- 400 ml Gemüsebrühe
- 1 Zucchini
- 1 Paprika
- 1 Aubergine
- 1 rote Zwiebel
- 2 EL Olivenöl
- Saft einer Zitrone
- (Optional) Eine Handvoll Beeren wie Brombeeren, Himbeeren, Heidelbeeren.
- Salz und Pfeffer nach Geschmack

VORBEREITUNG:

1. In einem großen Topf die Gemüsebrühe zum Kochen bringen, dann den Quinoa dazugeben und nach Packungsanleitung kochen.
2. Das Schneiden von Zucchini, Paprika und Auberginen sollte in Scheiben erfolgen. Rote Zwiebelringe sollten in Ringe geschnitten werden.
3. Auf einem Grill oder einer Bratpfanne das Gemüse mit Olivenöl beträufeln und grillen, bis es zart und leicht gebräunt ist.
4. Quinoa, gegrilltes Gemüse, Salz, Pfeffer und Zitronensaft in eine Schüssel geben.
5. Servieren Sie den Salat innerhalb weniger Minuten, nachdem Sie ihn in den Kühlschrank gestellt haben.

Kalorien: 350 | Proteine: 12 g | Kohlenstoffhydrate: 50 g | Fett: 10 g | Faser: 8 g

147. Lachs im Pergament mit gedämpftem Gemüse

Zubereitungszeit: 10 Minuten | Kochzeit: 20 Minuten | Portionen: 2

ELEMENTE:

- 2 Lachsfilets
- 1 Zitrone
- 1 Knoblauchzehe
- 1 Bund frischer Dill
- Salz und Pfeffer nach Geschmack
- Gemüse nach Wahl (z.B. Brokkoli, Karotten, Zuckerschoten)

VORBEREITUNG:

1. Für den Backofen sollten 200 Grad Celsius eingestellt werden.
2. Legen Sie zwei große Pergamentpapiere zusammen.
3. Die Lachsfilets mit Salz, Pfeffer und Zitronensaft würzen und auf Backpapier legen.
4. Knoblauch und Dill fein hacken und über den Lachs streuen.
5. Das Gemüse in kleine Stücke schneiden und um den Lachs herum auf das Pergamentpapier legen.
6. Ein Backblech ist der beste Ort, um die gefalteten Pergamentpapierpakete zu platzieren.
7. Die Päckchen für ca. 20 Minuten im Backofen backen, bis der Lachs gar ist und das Gemüse bissfest gedämpft ist.
8. Die Päckchen vorsichtig öffnen und servieren.

Kalorien: 380 | Proteine: 40 g | Kohlenstoffhydrate: 10 g | Fett: 20 g | Faser: 4 g

148. Gegrilltes Hähnchen mit gemischtem Salat

Zubereitungszeit: 15 Minuten | Kochzeit: 20 Minuten | Portionen: 2

ELEMENTE:

- 2 Hähnchenbrustfilets
- 1 TL Paprikapulver
- 1 TL Knoblauchpulver
- Salz und Pfeffer nach Geschmack
- 4 Tassen gemischter Salat (z.B. Rucola, Feldsalat, Tomaten, Gurken)
- 1 rote Zwiebel, in dünne Ringe geschnitten
- 2 EL Olivenöl
- 2 EL Balsamico-Essig

VORBEREITUNG

1. Die Hähnchenbrustfilets mit Salz, Pfeffer, Paprikapulver und Knoblauchpulver bestreuen.
2. Die Hähnchenbrüste sollten auf beiden Seiten 6–8 Minuten gegrillt werden, bis sie gar sind.
3. Eine große Schüssel sollte mit Zwiebelringen und gemischtem Salat gefüllt werden.
4. Stellen Sie sicher, dass der Salat gut mit Olivenöl und Balsamico-Essig vermischt ist.
5. Bereiten Sie den Salat vor, indem Sie die gegrillten Hähnchenbrustfilets in dünne Scheiben schneiden.
6. Den Salat sofort servieren.

Kalorien: 350 | Proteine: 40 g | Kohlenstoffhydrate: 10 g | Fett: 15 g | Faser: 3 g

149. Tomatensuppe mit Vollkorn-Crostini

Zubereitungszeit: 10 Minuten | Kochzeit: 30 Minuten | Portionen: 4

ELEMENTE:

- 1 kg reife Tomaten
- 1 Zwiebel, gehackt
- 2 Knoblauchzehen, gehackt
- 2 EL Olivenöl
- 500 ml Gemüsebrühe
- 1 TL getrocknetes Basilikum
- Salz und Pfeffer nach Geschmack
- 4 Scheiben Vollkornbrot

VORBEREITUNG:

1. Um Tomaten zu schälen, ritzen Sie sie kreuzweise ein und überbrühen Sie sie anschließend mit kochendem Wasser.
2. Die Tomaten sollten grob gewürfelt werden.
3. Olivenöl sollte erhitzt werden, bis es heiß genug ist, um Zwiebeln und Knoblauch anzubraten.
4. Die Tomatenwürfel etwa fünf Minuten anbraten.
5. Basilikum und Gemüsebrühe sollten zusammen hinzugefügt werden.
6. Pfeffer und Salz nach Geschmack.
7. Reduzieren Sie die Hitze, sobald die Suppe kocht. Die Garzeit sollte etwa 20–30 Minuten betragen.Währenddessen das Vollkornbrot toasten und in kleine Crostini schneiden.
8. Die Suppe pürieren und abschmecken.
9. Die Tomatensuppe mit den Vollkorn-Crostini servieren.

Kalorien: 180 | Proteine: 5 g | Kohlenstoffhydrate: 25 g | Fett: 6 g | Faser: 5 g

150. Garnelen-Avocado-Salat

Zubereitungszeit: 15 Minuten | Kochzeit: 5 Minuten | Portionen: 2

ELEMENTE:

- 200 g Garnelen, geschält und entdarmt
- 1 reife Avocado, entkernt und in Scheiben geschnitten
- 1 Tasse Kirschtomaten, halbiert
- 1/2 rote Zwiebel, fein gehackt
- 2 EL gehackte frische Petersilie
- Saft von 1 Zitrone
- 2 EL Olivenöl
- Salz und Pfeffer nach Geschmack

VORBEREITUNG:

1. Zum Braten der Garnelen Olivenöl in die Pfanne geben. Ungefähr 3–5 Minuten sollten ausreichen, um die Garnele durchzugaren und eine rosa Farbe zu erreichen.
2. In einer großen Schüssel die Avocadoscheiben, Kirschtomaten, rote Zwiebel, Petersilie, Zitronensaft und Olivenöl vermengen.
3. Die Garnelen sollten vorsichtig untergehoben werden.
4. Mit Salz und Pfeffer abschmecken.
5. Den Garnelen-Avocado-Salat sofort servieren.

Kalorien: 300 | Proteine: 25 g | Kohlenstoffhydrate: 10 g | Fett: 18 g | Faser: 7 g

151. Thunfischsteak mit Rucola-Orangen-Salat

Zubereitungszeit: 10 Minuten | Kochzeit: 10 Minuten | Portionen: 2

ELEMENTE:

- 2 Thunfischsteaks
- 2 EL Olivenöl
- Salz und Pfeffer nach Geschmack
- 4 Tassen Rucola
- 2 Orangen, geschält und in Scheiben geschnitten
- 1 rote Zwiebel, in dünne Ringe geschnitten
- 2 EL Zitronensaft
- 1 EL Olivenöl

VORBEREITUNG:

1. Den Thunfischsteaks Salz und Pfeffer hinzufügen. Die Thunfischsteaks sollten in einer Grillpfanne je nach gewünschtem Gargrad etwa 3-5 Minuten von beiden Seiten gebraten werden.
2. Bereiten Sie den Salat vor, indem Sie Rucola, Orangenscheiben und Zwiebelringe in einer großen Schüssel vermischen.
3. Zitronensaft und Olivenöl über den Salat gießen und gut vermengen.
4. Auf dem Salat dünne Scheiben angebratenes Thunfischsteak anrichten.
5. Den Rucola-Orangen-Salat sofort servieren.

Kalorien: 280 | Proteine: 30 g | Kohlenstoffhydrate: 15 g | Fett: 12 g | Faser: 6 g

152. Putenfrikadellen mit Kartoffelpüree

Zubereitungszeit: 20 Minuten | Kochzeit: 30 Minuten | Portionen: 4

ELEMENTE:

- 500 g gemischtes Puten- und Hähnchenhackfleisch
- 1 Zwiebel, fein gehackt
- 2 Knoblauchzehen, fein gehackt
- 1 Ei
- 1/2 Tasse Semmelbrösel
- 1/4 Tasse gehackte frische Petersilie
- Salz und Pfeffer nach Geschmack
- 4 große Kartoffeln, geschält und gewürfelt
- 1/2 Tasse Milch
- 2 EL Butter

VORBEREITUNG:

1. In einer großen Schüssel das Hackfleisch, Zwiebel, Knoblauch, Ei, Semmelbrösel, Petersilie, Salz und Pfeffer vermengen und zu einer gleichmäßigen Masse formen.
2. Aus der Hackfleischmischung sollten kleine Fleischbällchen geformt werden. Um die Fleischbällchen zuzubereiten, erhitzen Sie etwas Öl in einer Pfanne und lassen Sie sie 10–15 Minuten braten.
3. Die Kartoffelwürfel sollten in Salzwasser gekocht werden, bis sie weich sind. Stellen Sie den Topf nach dem Abtropfen wieder auf den Herd.
4. Milch und Butter zu den Kartoffeln hinzufügen und mit einem Kartoffelstampfer zu Püree verarbeiten.
5. Die Putenfrikadellen zusammen mit dem Kartoffelpüree servieren.

Kalorien: 400 | Proteine: 35 g | Kohlenstoffhydrate: 30 g | Fett: 15 g | Faser: 4 g

153. Gebratene Gemüsemischung mit Tofu

Zubereitungszeit: 15 Minuten | Kochzeit: 20 Minuten | Portionen: 2

ELEMENTE:

- 200 g Tofu, gewürfelt
- 2 EL Sojasauce
- 1 EL Sesamöl
- 1 EL Ahornsirup
- 1 Knoblauchzehe, gehackt
- 1 TL geriebener frischer Ingwer
- 1 rote Paprika, in Streifen geschnitten
- 1 gelbe Paprika, in Streifen geschnitten
- 1 Zucchini, in Scheiben geschnitten
- 1 Karotte, in dünne Scheiben geschnitten
- 1 EL Erdnussöl
- Salz und Pfeffer nach Geschmack

VORBEREITUNG:

1. In einer Schüssel Sojasauce, Sesamöl, Ahornsirup, Knoblauch und Ingwer vermischen und den Tofu etwa 10 Minuten lang marinieren.
2. Den marinierten Tofu in einer Pfanne mit Erdnussöl etwa 5 Minuten goldbraun braten.
3. Die Paprikastreifen, Zucchinischeiben und Die Karotten sollten nach 10 Minuten Anbraten weich sein.
4. Mit Salz und Pfeffer abschmecken.
5. Die gebratene Gemüsemischung mit Tofu servieren.

Kalorien: 250 | Proteine: 15 g | Kohlenstoffhydrate: 20 g | Fett: 12 g | Faser: 6 g

154. Zitronenhähnchen-Salat mit Rucola und Walnüssen

Zubereitungszeit: 15 Minuten | Kochzeit: 25 Minuten | Portionen: 2

ELEMENTE:

- 2 Hähnchenbrustfilets
- Saft und Schale von 1 Zitrone
- 2 EL Olivenöl
- Salz und Pfeffer nach Geschmack
- 4 Tassen Rucola
- 1/2 Tasse gehackte Walnüsse
- 1/4 Tasse geriebener Parmesan
- 2 EL Zitronensaft
- 1 EL Honig
- 2 EL Olivenöl

VORBEREITUNG:

1. Nach etwa 10 Minuten Marinieren die Hähnchenbrustfilets mit Salz, Pfeffer und Zitronensaft bestreuen.
2. Nachdem die Hähnchenbrüste mariniert wurden, erhitzen Sie etwas Olivenöl in einer Pfanne und braten Sie sie etwa 12–15 Minuten lang an, bis sie gar sind.
3. Dabei gelegentlich wenden.
4. Die gebratenen Hähnchenbrustfilets nach dem Abkühlen in dünne Scheiben schneiden.
5. In einer großen Schüssel Rucola, Walnüsse und Parmesan vermengen.
6. Der Salat sollte mit Zitronensaft, Honig und Olivenöl in einer kleinen Schüssel garniert werden.
7. Die geschnittenen Hähnchenbrustscheiben auf dem Salat anrichten.
8. Den Zitronenhähnchen-Salat sofort servieren.

Kalorien: 350 | Proteine: 30 g | Kohlenstoffhydrate: 10 g | Fett: 20 g | Faser: 3 g

155. Melonen-Prosciutto-Salat

Zubereitungszeit: 10 Minuten | Kochzeit: 0 Minuten | Portionen: 2

ELEMENTE:

- 2 Tassen gewürfelte Wassermelone
- 4 Scheiben Prosciutto
- 1 Tasse Rucola
- 1/4 Tasse gehackte Minzeblätter
- Saft von 1 Zitrone
- 2 EL Olivenöl
- Salz und Pfeffer nach Geschmack

VORBEREITUNG:

1. Die gewürfelte Wassermelone, Prosciuttoscheiben, In einer großen Schüssel Rucola und Minze vermischen. Der Salat sollte mit Salz, Pfeffer, Zitronensaft, Olivenöl und Zitronensaft gewürzt werden.
2. Den Melonen-Prosciutto-Salat vorsichtig mischen.
3. Den Salat sofort servieren.

Kalorien: 180 | Proteine: 12 g | Kohlenstoffhydrate: 12 g | Fett: 10 g | Faser: 3 g

156. Rinderfilet in Kräuterkruste mit Kartoffelpüree

Zubereitungszeit: 30 Minuten | Kochzeit: 20 Minuten | Portionen: 4

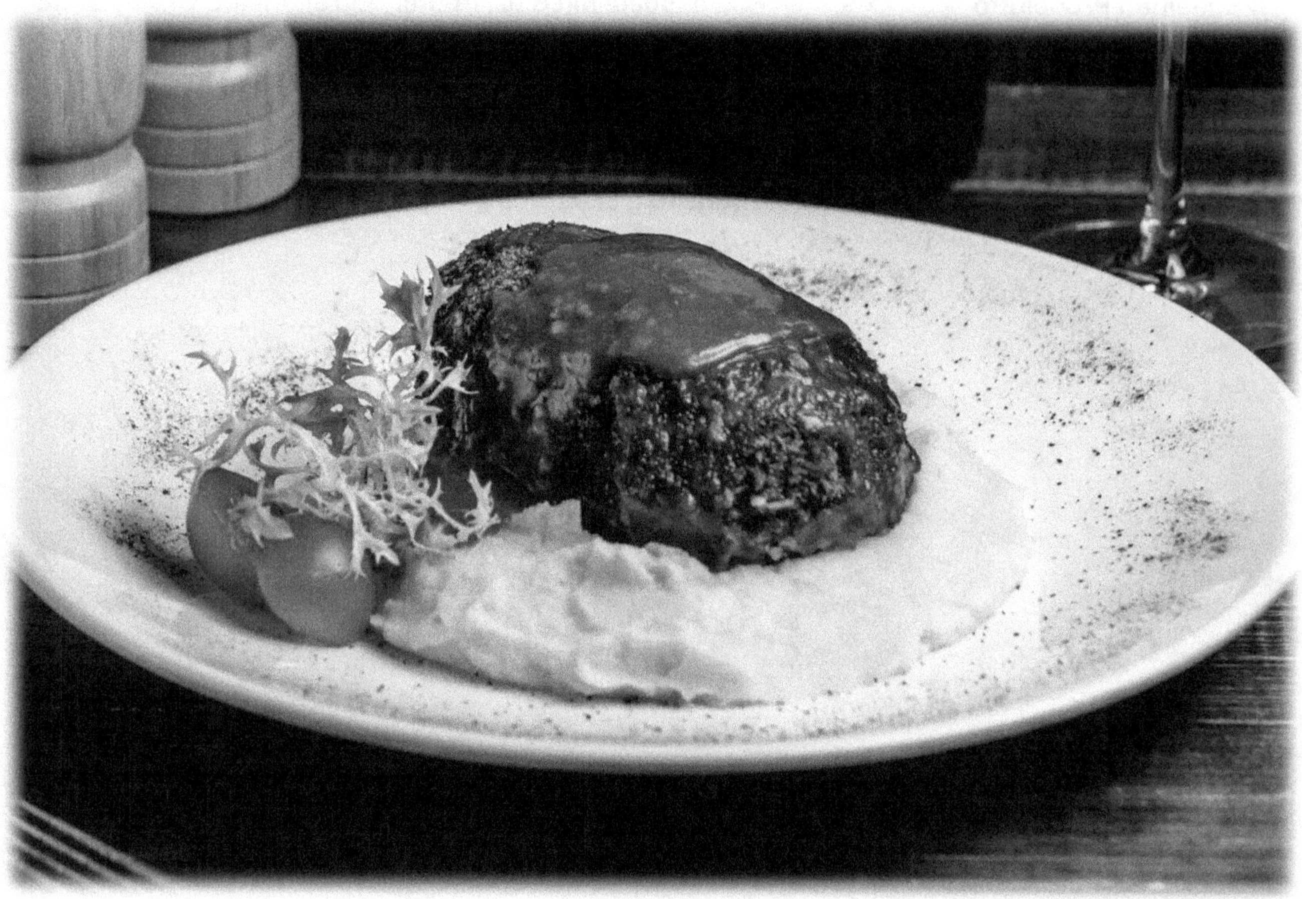

ELEMENTE:

- 500 g Rinderfilet
- 2 EL gehackte frische Kräuter (z. B. Petersilie, Thymian, Rosmarin)
- 2 Knoblauchzehen, fein gehackt
- Salz und Pfeffer nach Geschmack
- 500 g Kartoffeln, geschält und gewürfelt
- 50 ml Milch
- 50 g Butter
- 1 EL Olivenöl

VORBEREITUNG:

1. Der Ofen sollte auf 200°C vorgeheizt sein.
2. Das Rinderfilet mit Knoblauch, gehackten Kräutern und Salz einreiben.
3. Olivenöl in einer Pfanne erhitzen und das Fleisch darin rundherum anbraten.
4. Den Backofen auf 200 Grad vorheizen und das Fleisch 15–20 Minuten backen. Während die Kartoffeln kochen, kochen Sie sie in Salzwasser.
5. Die Salzkartoffeln abgießen und mit Milch und Butter zerstampfen.
6. Lassen Sie das Steak einige Minuten ruhen und schneiden Sie es dann in Scheiben.
7. Das Rinderfilet mit dem Kartoffelpüree servieren.

Kalorien: 450 | Protein: 35 g | Kohlenstoffhydrate: 30 g | Fett: 20 g | Faser: 4 g

157. Geräucherter Lachs mit Joghurt-Dill-Sauce

Zubereitungszeit: 10 Minuten | Kochzeit: 0 Minuten | Portionen: 2

ELEMENTE

- 200 g geräucherter Lachs
- 150 g Joghurt
- 1 EL gehackter frischer Dill
- 1 TL Zitronensaft
- Salz und Pfeffer nach Geschmack

VORBEREITUNG:

1. Bereiten Sie den Teller vor, indem Sie den Räucherlachs anrichten.
2. Dem Joghurt werden Salz, Pfeffer und Dill hinzugefügt. Die Joghurt-Dill-Sauce zum Lachs geben und auf einer Servierplatte anrichten.

Kalorien: 250 | Protein: 20 g | Kohlenstoffhydrate: 5 g | Fett: 15 g | Faser: 0 g

158. Lammbraten mit Rosmarinkartoffeln

Zubereitungszeit: 15 Minuten | Kochzeit: 1 Stunde | Portionen: 4

ELEMENTE:

- 1 kg Lammbraten
- 4 Knoblauchzehen, in Scheiben geschnitten
- 2 Zweige frischer Rosmarin
- 500 g Kartoffeln, gewaschen und geviertelt
- Olivenöl
- Salz und Pfeffer nach Geschmack

VORBEREITUNG:

1. Der Ofen sollte auf 180°C vorgeheizt sein.
2. Den Lammbraten mit Salz und Pfeffer würzen und mit Knoblauchscheiben belegen.
3. Sie können dem Lammbraten Zweige Rosmarin hinzufügen und ihn in einen Bräter legen.
4. Braten Sie das Lamm mit den Kartoffeln, Salz und Pfeffer vermischt.
5. Ein Lammbraten sollte etwa eine Stunde im vorgeheizten Backofen gegart werden, bis er zart und saftig ist.
6. Den Lammbraten mit den Rosmarinkartoffeln servieren.

Kalorien: 500 | Protein: 40 g | Kohlenstoffhydrate: 30 g | Fett: 25 g | Faser: 5 g

159. Steinpilzrisotto mit Trüffel

Zubereitungszeit: 10 Minuten | Kochzeit: 30 Minuten | Portionen: 2

ELEMENTE:

- 200 g Risottoreis
- 1 Zwiebel, fein gehackt
- 200 g frische Steinpilze, in Scheiben geschnitten
- 1 EL Olivenöl
- 500 ml Gemüsebrühe
- 50 ml Weißwein
- 2 EL geriebener Parmesan
- Trüffelöl
- Salz und Pfeffer nach Geschmack

VORBEREITUNG:

1. Die Zwiebel in Olivenöl glasig anbraten.
2. Den Risottoreis kurz anrösten. Mit dem Weißwein einkochen lassen.
3. Die Gemüsebrühe sollte nach und nach zum Risotto hinzugefügt werden, während der Reis kocht und die Flüssigkeit aufgesogen ist. Beim Hinzufügen der Brühe häufig umrühren. Zum Braten der Steinpilze wird etwas Olivenöl benötigt.
4. Das Risotto mit den gebratenen Steinpilzen gut vermischen.
5. Mit Salz und Pfeffer würzen und den geriebenen Parmesan hinzufügen.
6. Zum Servieren das Steinpilzrisotto mit Trüffelöl beträufeln.

Kalorien: 400 | Protein: 10 g | Kohlenstoffhydrate: 60 g | Fett: 10 g | Faser: 4 g

160. Gefülltes Hähnchen mit Spinat und Käse

Zubereitungszeit: 20 Minuten | Kochzeit: 40 Minuten | Portionen: 4

ELEMENTE:

- 4 Hähnchenbrustfilets
- 200 g frischer Spinat
- 100 g geriebener Käse (z. B. Mozzarella oder Gouda)
- 1 Knoblauchzehe, fein gehackt
- Salz und Pfeffer nach Geschmack
- Olivenöl

VORBEREITUNG:

1. Den Spinat in einer Pfanne mit Olivenöl und Knoblauch anbraten, bis er zusammenfällt.
2. Den Spinat abkühlen lassen und gut ausdrücken, um überschüssige Flüssigkeit zu entfernen.
3. Die Hähnchenbrustfilets aufschneiden und mit Salz und Pfeffer würzen.
4. Den Spinat und den geriebenen Käse auf den aufgeschnittenen Hähnchenbrustfilets verteilen.
5. Die Hähnchenbrustfilets zusammenklappen und mit Zahnstochern fixieren.
6. Filetierte Hähnchenbrustfilets sollten in Olivenöl von allen Seiten gebraten werden.
7. Heizen Sie den Backofen auf 180 °C vor und backen Sie die angebratenen Hähnchenbrustfilets in der Auflaufform etwa 30–40 Minuten lang, bis sie gar sind.
8. Die gefüllten Hähnchenbrustfilets aufschneiden und servieren.

Kalorien: 350 | Protein: 40 g | Kohlenstoffhydrate: 5 g | Fett: 15 g | Faser: 1 g

161. Kartoffelgratin mit Käse

Zubereitungszeit: 15 Minuten | Kochzeit: 1 Stunde | Portionen: 4

ELEMENTE:

- 1 kg Kartoffeln, geschält und in dünne Scheiben geschnitten
- 200 ml Sahne
- 200 g geriebener Käse (z. B. Gruyère oder Cheddar)
- 2 Knoblauchzehen, fein gehackt
- Salz und Pfeffer nach Geschmack
- Butter zum Einfetten der Auflaufform

VORBEREITUNG:

1. Eine Auflaufform sollte eingefettet und auf 180°C erhitzt werden.
2. Knoblauch, Salz und Pfeffer sollten zwischen die Schichten der Kartoffelscheiben in der Auflaufform gestreut werden.
3. Geben Sie den geriebenen Käse zu den Kartoffeln, nachdem Sie die Sahne darüber gegossen haben.
4. Die mit Alufolie abgedeckte Auflaufform etwa 45 Minuten backen.
5. Nach dem Entfernen der Alufolie dauert es noch weitere 15 Minuten, bis das Kartoffelgratin goldbraun wird.
6. Lassen Sie das Kartoffelgratin vor dem Servieren etwas abkühlen.

Kalorien: 400 | Protein: 15 g | Kohlenstoffhydrate: 30 g | Fett: 20 g | Faser: 4 g

162. Gebackene Garnelen mit Zitronen-Knoblauch-Sauce

Zubereitungszeit: 10 Minuten | Kochzeit: 15 Minuten | Portionen: 2

ELEMENTE:

- 300 g Garnelen, geschält und entdarmt
- 2 Knoblauchzehen, fein gehackt
- 1 Zitrone, Saft und abgeriebene Schale
- 2 EL Olivenöl
- Salz und Pfeffer nach Geschmack
- Petersilie zum Garnieren

VORBEREITUNG

1. Es wird empfohlen, den Backofen auf 200 °C vorzuheizen. Verwenden Sie zum Garen von Garnelen eine Auflaufform.
2. Die folgenden Zutaten müssen in einer Schüssel vermischt werden: Olivenöl, Salz, Pfeffer, Knoblauch, Zitronensaft, Zitronenschale und -schale.
3. Mischen Sie die Garnelen mit der Zitronen-Knoblauch-Sauce. Ungefähr 15 Minuten im vorgeheizten Ofen sollten ausreichen, damit die Garnelen gar sind.
4. Die gebackenen Garnelen mit gehackter Petersilie garnieren und servieren.

Kalorien: 250 | Protein: 30 g | Kohlenstoffhydrate: 5 g | Fett: 10 g | Faser: 1 g

163. Fleisch-Gemüse-Lasagne

Zubereitungszeit: 30 Minuten | Kochzeit: 45 Minuten | Portionen: 6

ELEMENTE:

- 200 g Lasagneblätter
- 400 g gemischtes Hackfleisch
- 1 Zwiebel, fein gehackt
- 2 Knoblauchzehen, fein gehackt
- 1 Paprika, gewürfelt
- 1 Zucchini, gewürfelt
- 400 g passierte Tomaten
- 200 g geriebener Käse (z. B. Mozzarella oder Cheddar)
- Olivenöl
- Salz und Pfeffer nach Geschmack

VORBEREITUNG:

1. Etwas Olivenöl in die Pfanne geben und das Hackfleisch anbraten. Zwiebel und Knoblauch hinzufügen und weiterbraten, bis sie glasig sind.
2. Paprika und Zucchini dazugeben und kurz mitbraten. Die zerkleinerten Tomaten gut mit den anderen Zutaten vermischen. Salz und Pfeffer nach Geschmack.
3. 10 Minuten köcheln lassen. Der Backofen sollte auf 180°C vorgeheizt werden. Eine Auflaufform mit etwas Olivenöl einfetten. Eine Schicht Lasagneblätter in die Auflaufform legen, gefolgt von einer Schicht Fleisch-Gemüse-Sauce und etwas geriebenem Käse.
4. Wiederholen Sie den Vorgang so lange, bis alles verschwunden ist.
5. Darauf sollten Lasagneblätter und Käse geschichtet werdenNach 45 Minuten im Ofen sollte die Lasagne Blasen bilden und goldbraun sein. Lasagne ist servierfertig, nachdem sie aus dem Ofen genommen wurde.

Kalorien: 450 | Protein: 30 g | Kohlenstoffhydrate: 30 g | Fett: 20 g | Faser: 4 g

164. Gefüllter Fleischrollenbraten mit Schinken und Käse

Zubereitungszeit: 20 Minuten | Kochzeit: 1 Stunde | Portionen: 4

ELEMENTE:

- 1 kg Fleischrollenbraten (z. B. Schweine- oder Rinderbraten)
- 8 Scheiben Schinken
- 8 Scheiben Käse (z. B. Gouda oder Emmentaler)
- Salz und Pfeffer nach Geschmack
- Olivenöl

VORBEREITUNG:

1. Salzen und pfeffern Sie das Roastbeef, bevor Sie es auf der Arbeitsfläche verteilen.
2. Die Schinkenscheiben und Käsescheiben auf den Fleischrollenbraten legen.
3. Den Fleischrollenbraten vorsichtig zusammenrollen und mit Küchengarn binden, um die Füllung zu sichern.
4. Im Backofen sollten 180°C eingestellt sein.
5. Geben Sie etwas Olivenöl in eine Pfanne und braten Sie die Fleischröllchen darin von allen Seiten an.
6. Ungefähr 20 Minuten nachdem die Fleischbällchen gebraten sind, legen Sie sie in eine Auflaufform und backen Sie sie.1 Stunde lang braten, bis er durchgegart ist.
7. Zum Backen der frittierten Fleischröllchen sollte eine Auflaufform verwendet werden.

Kalorien: 500 | Protein: 50 g | Kohlenstoffhydrate: 5 g | Fett: 30 g | Faser: 0 g

165. Zucchini-Ricotta-Speck-Quiche

Zubereitungszeit: 20 Minuten | Kochzeit: 40 Minuten | Portionen: 4

ELEMENTE:

- 1 Zucchini, in dünne Scheiben geschnitten
- 150 g Ricotta-Käse
- 100 g Speck, gewürfelt
- 4 Eier
- 100 ml Sahne
- 50 g geriebener Käse (z. B. Gruyère oder Parmesan)
- Salz und Pfeffer nach Geschmack
- 1 fertiger Quiche-Teig

VORBEREITUNG:

1. Im Backofen sollten 180°C eingestellt sein.
2. Den Quiche-Teig in eine Quiche-Form legen und den Rand andrücken.
3. Die Zucchinischeiben auf dem Teigboden verteilen.
4. Den Ricotta-Käse über die Zucchinischeiben krümeln.
5. Den gewürfelten Speck in einer Pfanne anbraten und über die Zucchini und den Ricotta-Käse streuen.
6. Die Eier in eine Schüssel geben und Käse, Sahne, Salz und Pfeffer hinzufügen. Ei, Sahne und Ricotta-Käse mit Zucchini, Speck und Ricotta-Käse vermischen.
7. Die Oberseite der Quiche sollte goldbraun sein und die Füllung sollte innerhalb von etwa 40 Minuten nach dem Vorheizen fest werden.
8. Quiche sollte serviert werden, nachdem sie aus dem Ofen genommen und leicht abgekühlt wurde.

Kalorien: 400 | Protein: 15 g | Kohlenstoffhydrate: 15 g | Fett: 30 g | Faser: 1 g

166. Hähnchen- und Gemüsebällchen

Zubereitungszeit: 30 Minuten | Kochzeit: 20 Minuten | Portionen: 4

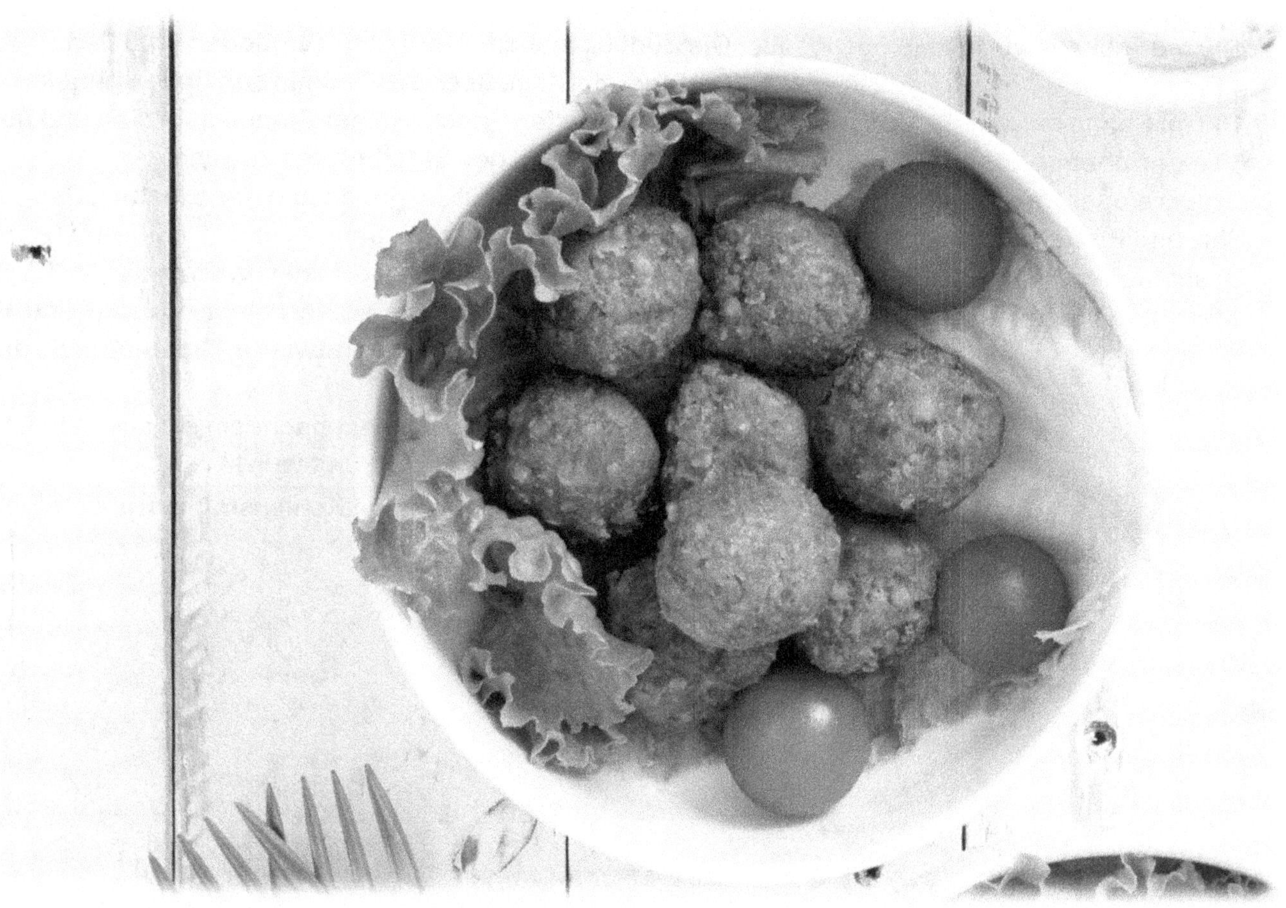

ELEMENTE:

- 500 g gehacktes Hähnchenbrustfleisch
- 1 Zwiebel, fein gehackt
- 2 Knoblauchzehen, fein gehackt
- 1 Möhre, gerieben
- 1 rote Paprika, fein gehackt
- 1 Handvoll frische Petersilie, gehackt
- 1 Ei
- 3 EL Semmelbrösel
- Salz und Pfeffer nach Geschmack
- Olivenöl zum Braten

VORBEREITUNG:

1. In einer Schüssel das gehackte Hähnchenbrustfleisch, die gehackte Zwiebel, den gehackten Knoblauch, die geriebene Möhre, die gehackte rote Paprika, die gehackte Petersilie, das Ei, die Semmelbrösel, Salz und Pfeffer vermischen.
2. Aus der Masse kleine Kugeln formen und diese auf ein mit Backpapier ausgelegtes Backblech legen.
3. Lassen Sie die Hähnchenbällchen von allen Seiten goldbraun werden, indem Sie Olivenöl in einer Pfanne erhitzen.
4. Sobald die Kugeln abgetropft sind, legen Sie sie auf Küchenpapier und servieren Sie sie.

Kalorien: 250 kcal | Proteine: 25 g | Kohlenstoffhydrate: 10 g | Fett: 12 g | Faser: 2 g

167. Pasta mit Tomatensauce und Fleischbällchen

Zubereitungszeit: 15 Minuten | Kochzeit: 30 Minuten | Portionen: 4

ELEMENTE:

- 250 g Pasta nach Wahl
- 400 g Tomatensauce
- 300 g gemischtes Hackfleisch
- 1 Zwiebel, fein gehackt
- 2 Knoblauchzehen, fein gehackt
- 1 Ei
- 3 EL Paniermehl
- Salz und Pfeffer nach Geschmack
- Olivenöl zum Braten

VORBEREITUNG:

1. Lassen Sie die Nudeln abtropfen und stellen Sie sie beiseite, nachdem sie gemäß der Packungsanleitung gekocht wurden.
2. In einer Schüssel das gemischte Hackfleisch, die gehackte Zwiebel, den gehackten Knoblauch, das Ei, das Paniermehl, Salz und Pfeffer vermischen.
3. Kochen Sie die Mischung in Olivenöl, bis sie von allen Seiten goldbraun ist, formen Sie dann kleine Kugeln und braten Sie sie.
4. Die Fleischbällchen sollten nach dem Erhitzen in die köchelnde Tomatensoße gegeben werden. Es wird empfohlen, das Gericht etwa 15–20 Minuten köcheln zu lassen.
5. Die gekochte Pasta auf Teller verteilen und die Tomatensauce mit den Fleischbällchen darüber gießen.
6. Nach Belieben mit frisch geriebenem Parmesan servieren.

Kalorien: 450 kcal | Proteine: 25 g | Kohlenstoffhydrate: 50 g | Fett: 15 g | Faser: 6 g

168. Mini-Pizza mit Gemüse und Käse

Zubereitungszeit: 20 Minuten | Kochzeit: 15 Minuten | Portionen: 4

ELEMENTE:

- 4 Mini-Pizzateigböden
- 200 g Tomatensauce
- 150 g geriebener Mozzarella-Käse
- 1 Paprika, in dünnen Scheiben
- 1 Zucchini, in dünnen Scheiben
- 1 kleine rote Zwiebel, in dünnen Ringen
- Olivenöl
- Salz und Pfeffer nach Geschmack
- Frische Basilikumblätter zum Garnieren

VORBEREITUNG

1. Für den Backofen sollten 200 Grad Celsius eingestellt werden.
2. Ein Backblech sollte mit Mini-Pizzaböden ausgelegt werden.
3. Jeden Teigboden mit Tomatensauce bestreichen und mit geriebenem Mozzarella-Käse bestreuen.
4. Die Paprika, Zucchini und rote Zwiebel gleichmäßig auf den Pizzateigböden verteilen.
5. Salz und Pfeffer sowie etwas Olivenöl hinzufügen.
6. Damit die Mini-Pizzen knusprig werden, müssen Sie sie im vorgeheizten Backofen etwa 15 Minuten backen.
7. Basilikumblätter sollten mit dem Gericht garniert werden.

Kalorien: 280 kcal | Proteine: 12 g | Kohlenstoffhydrate: 35 g | Fett: 10 g | Faser: 4 g

169. Hähnchenbrust mit Ofenkartoffeln

Zubereitungszeit: 15 Minuten | Kochzeit: 40 Minuten | Portionen: 2

ELEMENTE:

- 2 Hähnchenbrustfilets
- 4 mittelgroße Kartoffeln, gewaschen und in Spalten geschnitten
- 2 Esslöffel Olivenöl
- 1 Teelöffel Paprika
- 1 Teelöffel Knoblauchpulver
- Salz und Pfeffer nach Geschmack
- Frische Petersilie zum Garnieren

VORBEREITUNG:

1. Für den Backofen sollten 200 Grad Celsius eingestellt werden.
2. Die Hähnchenbrustfilets mit Salz, Pfeffer, Paprika und Knoblauchpulver würzen.
3. Salz, Pfeffer und Paprika sollten über die Kartoffelspalten gestreut werden, nachdem sie in Olivenöl getaucht wurden.
4. Ein Backblech sollte mit marinierten Hähnchenbrustfilets und Kartoffelspalten ausgelegt werden.
5. Backen Sie das Hähnchen und die Kartoffeln etwa vierzig Minuten lang, bis sie knusprig und zart sind.
6. Mit frischer Petersilie garnieren und servieren.

Kalorien: 350 kcal | Proteine: 28 g | Kohlenstoffhydrate: 30 g | Fett: 12 g | Faser: 7 g

170. Quinoa-Karotten-Bällchen

Zubereitungszeit: 15 Minuten | Kochzeit: 25 Minuten | Portionen: 4

ELEMENTE:

- 1 Tasse gekochte Quinoa
- 2 Karotten, fein gerieben
- Zwiebel, eine
- 2 Knoblauchzehen, fein gehackt
- Eine halbe Tasse Semmelbrösel, fein gehackt
- Zwei Eier
- Petersilie, gehackt, 2 EsslöffelSalz und Pfeffer nach Geschmack
- Olivenöl zum Braten

VORBEREITUNG:

1. Aus allen Zutaten eine gut verrührte Mischung herstellen. Nach Geschmack Pfeffer und Salz hinzufügen.
2. Die Mischung sollte zu kleinen Kugeln geformt werden. Die Quinoa- und Karottenbällchen sollten in Olivenöl frittiert werden, bis sie goldbraun und knusprig sind.
3. Bereiten Sie Ihre Mahlzeit zu, indem Sie sie auf Küchenpapier abtropfen lassen und servieren.

Kalorien: 180 kcal | Proteine: 8 g | Kohlenstoffhydrate: 24 g | Fett: 6 g | Faser: 6 g

171. Zucchinispaghetti mit Tomatensauce

Zubereitungszeit: 10 Minuten | Kochzeit: 15 Minuten | Portionen: 2

ELEMENTE:

- 2 Zucchini
- 2 Esslöffel Olivenöl
- 2 Knoblauchzehen, fein gehackt
- 400 g passierte Tomaten
- 1 Teelöffel getrocknetes Basilikum
- Salz und Pfeffer nach Geschmack
- Frisch geriebener Parmesan zum Servieren

VORBEREITUNG:

1. Die Zucchini mit einem Spiralschneider in Spaghetti-Form schneiden.
2. Olivenöl sollte erhitzt werden, bis der Knoblauch duftet. Tomaten und Basilikum sollten gehackt und hinzugefügt werden.
3. Pfeffer und Salz nach Geschmack. Zucchini und Spaghetti in Tomatensauce etwa fünf Minuten köcheln lassen.
4. Den Salat auf einer Servierplatte anrichten und mit geriebenem Parmesan garnieren.

Kalorien: 120 kcal | Proteine: 4 g | Kohlenstoffhydrate: 10 g | Fett: 8 g | Faser: 6 g

172. Gebackenes Hähnchen mit Ofenkartoffeln

Zubereitungszeit: 15 Minuten | Kochzeit: 45 Minuten | Portionen: 2

ELEMENTE:

- 2 Hähnchenschenkel
- 4 mittelgroße Kartoffeln, gewaschen und geviertelt
- 2 Esslöffel Olivenöl
- 1 Teelöffel Paprika
- 1 Teelöffel Knoblauchpulver
- Salz und Pfeffer nach Geschmack
- Frische Petersilie zum Garnieren

VORBEREITUNG:

1. Schalten Sie den Backofen auf 200°C ein und heizen Sie ihn vor.
2. Die Hähnchenschenkel mit Salz, Pfeffer, Paprika und Knoblauchpulver würzen.
3. Olivenöl, Salz, Pfeffer und Paprika über die Kartoffelviertel träufeln.
4. Die gewürzten Hähnchenschenkel und Kartoffelviertel auf ein Backblech legen.
5. Nachdem der Ofen vorgeheizt ist, legen Sie das Backblech hinein und backen Sie es 45 Minuten lang, bis die Kartoffeln knusprig und das Hähnchen gar ist.
6. Mit frischer Petersilie garnieren und servieren.

Kalorien: 420 kcal | Proteine: 24 g | Kohlenstoffhydrate: 40 g | Fett: 18 g | Faser: 7 g

173. Käse-Risotto mit Erbsen

Zubereitungszeit: 10 Minuten | Kochzeit: 25 Minuten | Portionen: 4

ELEMENTE:

- 1 Tasse Arborio-Risotto-Reis
- Zwiebel, eine
- 2 Knoblauchzehen, fein gehackt
- 4 Tassen fein gehacktes Gemüse
- Geriebener Parmesankäse, 1/2 Tasse
- 1 Tasse gefrorene Erbsen
- 2 Esslöffel Butter
- Salz und Pfeffer nach Geschmack
- Frische Petersilie zum Garnieren

VORBEREITUNG:

1. In einem Topf die Gemüsebrühe erhitzen. Butter und Zwiebeln in einem anderen Topf anbraten, bis sie weich sind.
2. Den Arborio-Risottoreis kurz umrühren und in die Pfanne geben. Unter ständigem Rühren den Reis mit der Gemüsebrühe al dente köcheln lassen.
3. Nachdem die gefrorenen Erbsen hinzugefügt wurden, kochen Sie weiter, bis sie aufgetaut und erwärmt sind. Mit Salz und Pfeffer würzen und den geriebenen Parmesan hinzufügen.
4. Die Petersilie darauf legen und servieren.

Kalorien: 380 kcal | Proteine: 12 g | Kohlenstoffhydrate: 55 g | Fett: 12 g | Faser: 4 g

174. Linsen-Burger mit Salat

Zubereitungszeit: 15 Minuten | Kochzeit: 25 Minuten | Portionen: 4

ELEMENTE:

- 1 Tasse gekochte grüne Linsen
- Zwiebel, eine
- 2 Knoblauchzehen, fein gehackt,
- Eine halbe Tasse Haferflocken fein gehackt
- Ein Ei
- Kreuzkümmel, 1 Teelöffel
- Paprika, ein TeelöffelSalz und Pfeffer nach Geschmack
- 4 Burgerbrötchen
- Salatblätter und Tomatenscheiben zum Servieren

VORBEREITUNG:

1. Die gekochten Linsen in einer Schüssel leicht zerdrücken.
2. Die Zwiebel, den Knoblauch, die Haferflocken, das Ei, den Kreuzkümmel, das Paprika, Salz und Pfeffer hinzufügen und gut vermischen.
3. Aus der Mischung Burger-Patties zubereiten.
4. In einer Pfanne die Linsenburger mit etwas Öl anbraten und knusprig braten.Die Burgerbrötchen aufschneiden und mit Salatblättern, Tomatenscheiben und den Linsen-Burgern belegen.
5. Nach Belieben mit Ketchup oder anderen Saucen garnieren und servieren.

Kalorien: 280 kcal | Proteine: 14 g | Kohlenstoffhydrate: 44 g | Fett: 6 g | Faser: 13 g

175. Bananen-Haferflocken-Pfannkuchen

Zubereitungszeit: 10 Minuten | Kochzeit: 10 Minuten | Portionen: 2

ELEMENTE:

- 2 reife Bananen
- 1 Tasse Haferflocken
- 2 Eier
- 1 Teelöffel Backpulver
- 1 Teelöffel Vanilleextrakt
- 1 Prise Salz
- Ahornsirup und frische Beeren zum Servieren

VORBEREITUNG:

1. Die Bananen in einer Schüssel zerdrücken.
2. Die Haferflocken, Eier, Backpulver, Vanilleextrakt und Salz hinzufügen und gut vermischen.
3. Etwas Öl in eine Pfanne geben und erhitzen.
4. Aus dem Teig in der Pfanne kleine Pfannkuchen formen. Backen Sie die Pfannkuchen, bis beide Seiten goldbraun sind.

Kalorien: 320 kcal | Proteine: 10 g | Kohlenstoffhydrate: 56 g | Fett: 8 g | Faser: 8 g

Dein exklusives Super-Bonus wartet auf dich!

Bist du einer der glücklichen Besitzer der gedruckten Ausgabe von Entzündungshemmende Ernährung XXL Dann haben wir ein besonderes Geschenk für dich:

★ **Das Interaktive Ernährungsplan von Julian Becker** ★.

Personalisiere deine kulinarischen Erlebnisse mit exklusivem Zugang zu all seinen Rezepten!

☞ **Scanne den untenstehenden QR-Code und starte sofort dein persönliches Gastronomieabenteuer!**

Wie man den interaktiven Speiseplan verwendet

Nachdem Sie die Excel-Datei des intelligenten und interaktiven Ernährungsplans auf Ihren Smartphone oder Ihren Computer heruntergeladen haben, öffnen Sie die Datei und gehen Sie zum Frühstücksfeld des ersten Tages.

Klicken Sie, um das Dropdown-Menü zu öffnen, und wählen Sie eine der Rezepte aus der Liste aus. Wiederholen Sie den Vorgang für die Mittags-, Abendessen- und Snack-/Dessertfelder.

Der intelligente Ernährungsplan summiert die Nährstoffwerte aller Mahlzeiten im Bereich 'Tages-Nährstoffsumme' auf der rechten Seite. Wiederholen Sie diese Schritte für alle 30 Tage und erstellen Sie Ihren personalisierten Ernährungsplan.

Dank der neben jedem Rezept angegebenen Nummer finden Sie die entsprechenden Rezepte im Rezeptbuch leicht.

T

V

Z

www.ingramcontent.com/pod-product-compliance
Lightning Source LLC
Chambersburg PA
CBHW080849260726
48660CB00009B/3249